Sonja Carlsson

Natürlich heilen und gesund bleiben mit

Honig

Die Wirkung dieses Heilmittels für
Gesundheit, Vitalität und Körperpflege

Urania

Inhalt

Einleitung 3

Honig, Geschichte und Entstehung 4

- Was ist eigentlich Honig? 4
- Seit wann kennt der Mensch den Honig? 4
- Bienenhaltung im Wandel der Zeiten 5
- Das Leben des Bienenvolkes 7
- Wie Honig entsteht 10

Was man über Honig wissen muß 12

- Inhaltsstoffe und Gesundheitswert von Honig 12
- Kleine Honigkunde 18
- Honig richtig einkaufen und lagern 20

Honig in der Ernährung und Diätetik 23

- Für Babies und Kleinkinder 23
- Stärkung für Schulkinder und Jugendliche 24
- Frühstücksideen (nicht nur) für Kinder 25
- Die biologische Leistungskurve 26
- Manager brauchen Honig! 27
- Antrieb für Sportler 28
- Diabetes und Honig 29
- In der Vollwertkost unverzichtbar! 29
- Vorsicht: Karies! 29
- Ein Wort zu den Kalorien 30

Honig in der Naturheilkunde 31

- Honig innerlich angewandt 31
  - Bei körperlicher und seelischer Erschöpfung 31
  - Zur Beruhigung von Nerven und Magen 32
  - Erholsamer Schlaf durch Honig 33
  - Bei Erkältungen 34
  - Honig zur Darmregulierung bei Kindern 35
  - Hilfe bei Darmverstimmung 36
  - Honig bei Muskel- und Wadenkrämpfen 37
  - Bei Appetitlosigkeit, Entkräftung und Abmagerung 37
  - Honig – gut für die Leber 39
  - Honig für das Herz 39
- Honig als Heilmittel zur äußeren Anwendung 40
  - Bei Verbrennungen und Sonnenbrand 40
  - Honig zur Behandlung von Schürfwunden 41
  - Rheumatische Erkrankungen 42

Honig in der Körperpflege und Kosmetik 43

- Honigbäder 43
- Reinigungsmittel mit Honig 43
- Gesichtswasser 44
- Peelings 44
- Honigmasken 45
- Honig gegen rauhe, rissige Haut 45
- Honig als Glanzspülung für das Haar 45

Anhang

- Literatur- und Quellenverzeichnis 46
- Register 46

Einleitung

Honig ist wohl das älteste Süßungsmittel der Menschheit. Vor Tausenden von Jahren schon entdeckte der Mensch den süßen, klebrigen Stoff, der aus Felsspalten und Baumhöhlen tropfte, in denen wilde Bienen ihre Bauten errichtet hatten. Während sich die Menschen der Steinzeit noch damit begnügten, die Nester der Bienen auszurauben, begann man in der Antike mit gezielter Bienenhaltung, die im Laufe der Jahrhunderte mit immer mehr verfeinerten und die Bienen schonenden Methoden betrieben wurde. Im Verlauf dieser Entwicklung wurden die einst wildlebenden Insekten mehr und mehr domestiziert, und die Imkerei entwickelte sich zu einem wichtigen Wirtschaftszweig. Bis zum Aufkommen des Rohr- und Rübenzuckers im 16. bzw. 19. Jahrhundert war Honig der einzig verfügbare Süßstoff und daher aus der menschlichen Ernährung nicht wegzudenken. Süßes Backwerk und Süßigkeiten aller Art konnten in dieser Zeit nur mit Honig zubereitetet werden.

Doch auch die stärkenden und heilkräftigen Wirkungen des Honigs waren von alters her bekannt und wurden bewußt eingesetzt. Der aus Rohr oder den noch billigeren Rüben gewonnene Zucker dagegen, der den Honig in der Küche als Süßungsmittel zunehmend verdrängte, weist weder heilkräftige Wirkungen noch eine vergleichbare geschmackliche Vielfalt auf. Denn kein Honig schmeckt wie der andere; je nach Herkunft, Art der Gewinnung und Sorte gibt es große geschmackliche wie auch qualitative Unterschiede. Darüber hinaus enthält jeder Honig im Gegensatz zum Zucker zahlreiche Wirkstoffe, die – wenngleich sie oft nur in winzigen Mengen vorhanden sind – wohltuend und heilend auf den Organismus einwirken.

Gerade heute, da man sich wieder verstärkt auf die Heilkräfte der Natur besinnt, entdecken wir den Honig, dieses unnachahmliche Wunderwerk der Natur, wieder neu.

Dieses Buch will Ihnen zeigen, was alles im Honig steckt und wie man seine stärkenden und heilenden Kräfte gezielt und schonend einsetzen kann.

Honig, Geschichte und Entstehung

Was ist eigentlich Honig?

Was genau man unter Honig zu verstehen hat, ist in der Honigverordnung so definiert: »Ein flüssiges, dickflüssiges oder kristallines Lebensmittel, das von Bienen erzeugt wird, indem sie Blütennektar, andere Sekrete von lebenden Pflanzen oder auf lebenden Pflanzen befindliche Sekrete von Insekten aufnehmen, durch körpereigene Sekrete bereichern und verändern, in Waben speichern und dort reifen lassen.« Das klingt ziemlich kompliziert, weist aber deutlich darauf hin, daß wir es bei Honig mit mehreren, recht unterschiedlichen Sorten zu tun haben. Honig ist also eigentlich ein Sammelbegriff für zahlreiche verschiedene »Honige«.

Seit wann kennt der Mensch den Honig?

Seit der Mensch vor mehr als 400 000 Jahren lernte, sich das Feuer zunutze zu machen, wurde er mehr und mehr vom Sammler zum Jäger. In diesen Zeitraum fällt auch die »Entdeckung« des Honigs. Der Mensch beobachtete, daß an heißen Tagen aus Felsritzen und Baumhöhlen eine klebrige Flüssigkeit tropfte, die Bären regelrecht anlockte. Neu- und wißbegierig wie der Mensch ist, probierte er die Flüssigkeit – und sie schmeckte köstlich. Von nun an war der Honig vor niemandem mehr sicher, weder vor Bären noch vor Menschen. Überall, wo Honig zu finden war, traf man beide an. Der Mensch wurde regelrecht zum Honigräuber. Jahrtausendelang war für den Menschen das Ausrauben der Bienennester die einzige Art der Honiggewinnung. Erst seit etwa 9000 Jahren gibt es eine richtige Bienenhaltung. Die wilde Biene wurde domestiziert. Der Mensch hielt sie in seiner Nähe in Felshöhlen, hohlen Baumstümpfen oder in eigens für die Bienen angefertigten Behausungen. Über die Bienen selbst wußte man freilich wenig, außer, daß sie Honig produzieren. Und es war bekannt, wie aggressiv sie den begehrten süßen Saft zu verteidigen wissen.

In der Antike betrieben erstmals die Griechen und Römer eine systematische Bienenzucht. Sie wußten schon Bescheid über die Lebensgewohnheiten der Bienen, über den Bau der Bienenstöcke, über deren Pflege, über Parasiten, Bienenkrankheiten und die optimale Einbringung der Honigernte. Im Römischen Reich hatte die Imkerei einen so hohen Stellenwert, daß sich die Gutsherren Bienensklaven hielten. Das Geschäft mit dem Honig florierte, so daß man durch die professionelle Honiggewinnung weit mehr als den eigenen Bedarf decken konnte. So exportierten die alten Griechen bereits Honig nach Ägypten, wo dieser oft sogar als Zahlungsmittel für die Gehälter von hohen Beamten verwendet wurde. Honig war eine wahre Kostbarkeit und sein Diebstahl mit harten Strafen belegt. Honigräuber wurden im Mittelalter verbrannt oder aufgehängt. Wer einen Baum fällte, in dem Bienen lebten, mußte das Vergehen mit dem Verlust seiner rechten Hand oder seines gesamten Vermögens bezahlen. Der Wert zweier Bienenvölker entsprach im Naturalienhandel dem Gegenwert eines ausgewachsenen Ochsen. Honig war das einzige Süßungsmittel, denn es gab ja noch keinen Zucker. So wurde er in der Küche ausschließlich als Zutat in Süßspeisen und Backwerk verwendet. Es war undenkbar, daß sich jemand diese Kostbarkeit, wie das heute geschieht, verschwenderisch einfach aufs Brot streicht.

Im Spätmittelalter kam dann aus Asien der aus Zuckerrohr gewonnene Zucker nach Europa – doch er war unerschwinglich teuer und wurde vorwiegend in Apotheken angeboten. Honig blieb also bis ins 19. Jahrhundert das Süßungsmittel Nummer eins. Als man dann aber entdeckte, daß man auch aus den heimischen Rüben Zucker gewinnen konnte, verlor der Honig schnell an Bedeutung. Zucker war zum Süßen, Kochen und Backen viel billiger. Umso mehr aber lernten die Menschen die anderen Qualitäten des Honigs schätzen – seine unvergleichliche Aromavielfalt, seinen hohen Gesundheitswert und seine Heilwirkung bei verschiedenen Krankheiten. Insofern ist und bleibt der Honig in der menschlichen Ernährung absolut konkurrenzlos.

Bienenhaltung im Wandel der Zeiten

Die Kenntnisse in der Bienenhaltung blieben viele Jahrhunderte hindurch auf dem Wissensstand der alten Römer stehen. Von Generation zu Generation wurden bis weit in die Neuzeit zwei Hauptarten der Bienenzucht überliefert: Die Waldimkerei (Zeidlerei) und die Hausbienenzucht. Die Zeidlerei ist die Urform der Bienenzucht. Wildlebende Bienenvölker bewohnten hohle Baumstämme in den Wäldern, die damals freilich noch nicht so gehegt und gepflegt wurden, wie es heute durch eine gezielte Forstwirtschaft der Fall ist. Die Pflege und Nutzung dieser Bienenvölker war Aufgabe der Zeidler. Nur sie genossen das Privileg, aus dem Wabenbau Stücke herauszuschneiden, daraus Honig zu entnehmen und das Wachs zu verwenden. Sie sorgten auch für die Vermehrung der Bienenvölker, indem sie in mühevoller Arbeit Baumstümpfe aushöhlten, in denen sich dann neue Völker ansiedeln konnten. Der Begriff »Bienenstock« stammt aus der Zeidlerei; er leitet sich von »Stock« ab, was soviel wie Baumwurzel oder Baumstumpf bedeutet. Um die kostbaren Bienenbehausungen in den Bäumen vor der Vernichtung durch Sturm und Unwetter zu schützen, stutzte man die Baumkronen kräftig zurück. Die Bienen waren somit sicher, doch die rauhe Behandlung der Bäume durch die Zeidler setzte dem Waldbestand sehr zu. Das damit verbundene Baumsterben war schließlich der Grund, warum die Waldimkerei mehr und mehr aufgegeben wurde.

Die Zeidler verlegten die Nistplätze der Bienen in extra dafür angefertigte Behausungen: Bäume und Baumstümpfe wurden ausgehöhlt und quer durchgesägt; dann verschloß man die offenen Seiten mit Brettchen. »Klotzbeuten« nannte man diese überaus praktischen Bienenstöcke, die leicht transportiert werden konnten und das gefährliche Klettern auf die Bäume überflüssig machten. Nun konnte man die wildlebenden Bienen in der Nähe des Hauses halten, die Biene wurde zum Haustier.

Der nächste Fortschritt in der Imkerei waren «Bienenwohnungen« aus Stroh, Rohr, Binsen oder Ruten. Diese korbartigen Bauten herzustellen, war für den Imker wesentlich einfacher, als Bäume auszuhöhlen. Er befaßte sich mit dieser Arbeit in den Wintermonaten, in denen die Bienen nicht aktiv sind. Je nach Region entstanden in Deutschland verschiedene Bienenkorbtypen, die die Klotzbeuten gänzlich ablösten. Bis heute hat sich aber nur der Bienenkorb aus der Lüneburger Heide gehalten. Er wird »Lüneburger Stülper« oder »Lüneburger Stülpkorb« genannt und ist aus Stroh gefertigt. Er sieht in etwa aus wie eine übergroße Mütze mit einem Loch in der oberen Wölbung. Das ist das Flugloch für die Bienen. In die Bienenkörbe bauten die Bienen ihre Waben fest ein.

Um an den Honig heranzukommen, mußte der Imker stets die Waben herausschneiden oder herausbrechen. Dabei wurde – trotz größter Sorgfalt und Behutsamkeit – auch immer ein Teil des Baus zerstört. Nicht selten kam es sogar vor, daß der Honigernte auch einige Bienen zum Opfer fielen. Einen weiteren Nachteil hatten die Klotz- und Korbbeuten: Der Einblick in das Bienenvolk war dem Imker unmöglich. Er konnte nicht sehen, wieviel Brut darin war, ob das Bienenvolk gesund war, oder ob sich Parasiten im Korb ausbreiteten. Und wenn er die Königin suchte, mußte er zunächst alle Bienen aus dem Bau treiben.

Im 19. Jahrhundert erfuhr die Imkerei dann eine Revolution: Der »Blätterstock« wurde erfunden. Das ist ein Kasten, in dem übereinander schmale Rahmen wie Schubladen gestapelt sind (Bienenkasten). Die Bienen bauen in jeden Rahmen ihre Waben und füllen sie mit Honig. Die Rahmen werden dann vom Imker vorsichtig herausgezogen, was bei der entsprechenden Behutsamkeit die Bienen kaum stört. Dann spannt man sie in eine Schleuder, schleudert den Honig heraus und bringt sie wieder an ihren alten Platz.

Eine andere, noch wirtschaftichere Konstruktion ist die Magazinbeute: Die Holzrahmen hängt man parallel zueinander in gleichmäßigem Abstand in den Bienenkasten. Um zu erreichen, daß die Bienen ihre Waben genau in die Rahmen bauen, werden sogenannte Mittelwände aus Bienenwachs mit dem typischen sechseckigen Wabenmuster in sie eingezogen. Sie geben den Bienen lediglich die Grundstruktur des Wabenbaus vor, und da die Bienen dieses Wabenmuster kennen, nehmen sie es als ihr eigenes Produkt an und füllen die Zellen mit Honig. Heute ist die Magazinbeute – sie wird auch als »Oberbehandlungsbeute« bezeichnet – so bienenfreundlich und so weit perfektioniert, daß sie sich weltweit durchgesetzt hat.

Wabe oder Zelle?

Der Imker versteht unter einer Wabe stets den gesamten Zellverband. Eine Wabe ist in der Imkersprache also nicht gleichbedeutend mit einer einzelnen Zelle. Auch die fertig zu kaufenden Mittelwände sind »Waben«. Die kleinen sechseckigen Einzelelemente aus Wachs, in die die Eier gelegt werden und in denen der Honig heranreift, nennt der Imker »Zellen« oder »Wabenzellen«. In der Umgangssprache dagegen werden die Begriffe »Wabe« und Zelle« oftmals synonym verwendet.

Das Leben des Bienenvolkes

Das einzige fruchtbare Weibchen im Bienenvolk ist die Königin, und das, obgleich sie aus derselben Brut stammt wie ihre unfruchtbaren Arbeiterinnen. Offensichtlich bestimmt die Ernährung, ob sich eine weibliche Bienenmade zur Königin entwickelt oder nicht. Während die Arbeiterbienen im Madenstadium mit Pollen und Honig ernährt werden, erhält die Königin (Weisel) ihr Leben lang den sogenannten Königinnenfuttersaft (Weiselfuttersaft) oder »Gelee royale«. Die besondere Zusammensetzung dieser Flüssigkeit, die von den Arbeiterbienen in den Kopf-, Schlund- und Oberkieferdrüsen produziert wird, hat ganz erstaunliche Wirkungen auf den Körper der Biene; sie fördert ganz eindeutig die Entwicklung der Königinnenmade. Die Königin wird bis zu 2,5 cm lang und damit doppelt so groß wie eine Arbeiterbiene; ihr Geschlechtsapparat ist voll entwickelt, und sie lebt bis zu 20 mal länger als die Arbeiterbienen, nämlich bis zu 5 Jahre. Die Königin ist die Mutter der gesamten Bienenbrut, also der Nachkommenschaft eines Bienenvolkes. Jedes Jahr legt die Königin 300 000 bis 450 000 Eier. Alle 45 Sekunden heftet sie ein Ei in jeweils eine Wabenzelle, je nach Jahreszeit bis zu 3000 am Tag.

Die männlichen Bienen, genannt Drohnen, sind 15 bis 17 mm lang. Etwa 500 bis 2000 von ihnen gibt es in einem Bienenstock. Die Drohnen haben nur eine einzige Aufgabe, nämlich eine Königin zu begatten. Die Königin begibt sich an ihrem sechsten oder siebten Lebenstag auf ihren Hochzeitsflug; sie trifft sich einige Kilometer vom Bienenstock entfernt auf den Drohnensammelplätzen mit ihren Freiern. Sie wird von etwa 10 bis 15 Drohnen begattet, oftmals von Drohnen ihres eigenen Volkes. Doch die Drohnen, die zum Zuge gekommen sind, müssen sterben, sobald sie sich von der Königin trennen, weil ihr Geschlechtsorgan dabei aus dem Körper gerissen wird.

Die Königin wird nur in einem eng begrenzten Zeitraum ihres Lebens begattet. Sie speichert den Samen in einem Sammelorgan in ihrem Hinterleib, wo sie über Jahre hinweg keimfähig bleiben. Erst bei der Eiablage werden die Eier der Königin befruchtet. Die Königin legt jedes Ei zusammen mit ein paar Samenfäden aus dem Samenbehälter in eine Zelle. Die Befruchtung klappt aber nicht immer. Aus befruchteten Eiern entwickeln sich die Arbeiterbienen, aus unbefruchteten die Drohnen. Sobald deren Aufgabe, die Begattung, erledigt ist, werden sie im Bienenstock nicht mehr gebraucht. Sie werden nicht mehr gefüttert und schließlich aus dem Stock vertrieben. Drohnen können sich nicht selbst ernähren, und sie sind auch nicht sehr widerstandsfähig, deshalb bedeutet dieser «Rausschmiß« für sie den Tod; sie sind die Verlierer bei der alljährlichen wiederkehrenden »Drohnenschlacht«. Im Spätsommer findet der Imker daher massenhaft tote Drohnen unmittelbar vor dem Bienenstock.

Aus den abgelegten Eiern werden nach drei Tagen winzig kleine Maden, die einen enormen Appetit entwickeln. Schon nach sechs Tagen wiegen sie das Fünfhundertfache ihres Ausgangsgewichts. Nach mehrmaligem Häuten verwandeln sie sich in neun Tagen in »Puppen«. In diesem Stadium ruhen sie neun Tage, ohne zu fressen. Dann schlüpfen sie als fertige Bienen aus den Hüllen. Insgesamt dauert also die Entwicklung der Biene nur 18 bis 20 Tage. Sobald die kleine Biene geschlüpft ist, beginnt für sie ein hartes Leben. In den ersten drei Tagen reinigt sie die Brutzellen von den Puppenhüllen und bereitet die Waben für eine neue Brut vor. Denn Königinnen sind ziemlich anspruchsvoll, und sie legen ihre Eier nur in saubere Waben. Inzwischen bilden sich am Kopf der jungen Biene Nährdrüsen, die eine nährstoffreiche, kompliziert zusammengesetzte Flüssigkeit produzieren. Diese Flüssigkeit verfüttert die Biene später in großen Mengen an die Maden. Eine Ammenbiene muß innerhalb von sechs Tagen etwa 40 000 Maden füttern.

Wenn die Biene zehn Tage alt ist, wird sie von frisch geschlüpften »Babysitterinnen« abgelöst. Ihre Nährdrüsen bilden sich zurück, dafür schwellen die Wachsdrüsen an. Sie werden aktiviert, wenn zum Wabenbau Wachs gebraucht wird – die Ammenbienen werden zu Baubienen. Wenn nicht gebaut wird, laufen Brutpflege und Vorratshaltung auf Hochtouren. Die Bienen regulieren auch die Stocktemperatur. Sie sollte möglichst konstant bei 35 °Celsius liegen, denn höhere Temperaturen erweichen das Wachs, schaden dem Honig und machen dem Bienenstoffwechsel zu schaffen. Ab 40 °Celsius droht den Bienen der Hitzschlag; sie müßten den Bienenstock verlassen, um sich zu retten. Doch die Bienen wissen sich rechtzeitig zu helfen: Wenn es zu warm wird, überziehen sie die Waben mit einem Wasserfilm und fächeln mit den Flügeln Luft darüber. So halten sie die Brut kühl. Wird es zu kalt, setzen sie sich Körper an Körper über der Brut zusammen und erzeugen mit ihren Brustmuskeln Wärmewellen.

Auch im Winter schützen sich die Bienen durch ihre eigene Körperwärme und durch enges Zusammenrücken. Doch nicht nur Wärme und Kälte setzen den Bienen zu, auch Eindringlinge und Honigräuber machen ihnen das Leben schwer. Deshalb werden Wachtposten neben dem Flugloch aufgestellt, um sie zu vertreiben. Es herrscht also reges Treiben in einem Bienenstock. Doch weil die Natur jedem seine Aufgabe zugeteilt hat, und weil das Bienenvolk ein eingespieltes Team ist, läuft alles wie am Schnürchen. Wenn die Biene etwa 20 Tage alt ist, wechselt sie in den «Außendienst«: Sie sammelt Nektar. Während sie vorher

Ein Bienenvolk auf einen Blick

Bienentyp	Anzahl	Alter	Größe	Funktion
Königin	*1*	*bis 5 Jahre*	*20 bis 25 mm*	*Eiablage, Nachwuchs*
Drohnen	*500 bis 2000*	*ca. 2 Monate*	*15 bis 17 mm*	*Begattung der Königin*
Arbeiterbienen (Sommer- und Winterbienen)	*je nach Jahreszeit 20 000 bis 60 000*	*4 bis 8 Wochen (Sommer), 7 bis 8 Monate (Winter)*	*12 bis 14 mm*	*Ausbau des Stockes, Sammeln und Aufbewahren der Nahrung, Honigbereitung, Brutpflege, Schutz der Brut und Verteidigung*

nur den Nahbereich rund um den Bienenstock kennenlernte, fliegt sie jetzt kilometerweite Strecken zu den begehrten Blüten. Sie saugt den zuckerhaltigen Nektar auf und sammelt die pudrigen Pollen, die reich an Eiweiß sind. Beides dient ihr während des Fluges als Nahrung, wobei der Honig die Energie bereitstellt und die Pollen lebenswichtige Nähr- und Aufbaustoffe liefern.

Wie Honig entsteht

Der Nektar, die Vorstufe des Honigs, ist das Hauptnahrungsmittel der Bienen. Wenn die Sammelbiene den Nektar in den Stock eingeflogen hat, übergibt sie ihn dort anderen Bienen (Stockbienen), die ihn in Waben einlagern. Während des Flugs wird der Nektar in der Honigblase transportiert. Ein »Ventil« hinter der Honigblase verhindert, daß der wertvolle Nektar in den Darmtrakt gelangt. Nur wenn die Biene hungrig ist, öffnet sich das Ventil, und die Biene kann ein wenig Nektar für sich selber entnehmen. Im Stock entleert sie die Honigblase, die etwa 50 Mikroliter (µl) Nektar faßt – das entspricht einer Nektarmenge aus etwa 1500 Kleeblüten! Für 1 Liter Nektar, der etwa 150 g Honig ergibt, braucht eine Biene etwa 20 000 Flugeinsätze.

Die Biene läßt den Honig in eine Wabenzelle fließen. Eine Stockbiene saugt ihn sofort wieder ein. Das wiederholt sich in raschem Wechsel etwa über 20 Minuten hinweg. Dabei verliert die Flüssigkeit durch die warme und trockene Luft im Bienenstock an Wasser, der Nektar wird zu einem halbreifen Honig. Dann wird er in dünnen Schichten in die Waben eingelagert, wo weiter Wasser verdunstet. Während der Honig lagert, wird er immer wieder von den Bienen aufgenommen, in der Honigblase mit körpereigenen Säften und Enzymen vermengt und wieder in neue Waben eingelagert. Das dauert so lange, bis der Honig reif ist. Kurz vorher werden die Waben zunächst zu drei Vierteln gefüllt, dann nach ein bis drei Tagen vollständig aufgefüllt und schließlich mit Wachs luftdicht verschlossen (verdeckelt). Der Honig ist nun reif, sein Wassergehalt beträgt höchstens 20 Prozent. Jetzt kann er geschleudert werden.

Außer Nektar sammeln die Bienen noch andere Substanzen, die sich auf den Pflanzen befinden. Man nennt sie Honigtau. Gemeint sind damit einerseits Ausscheidungen aus den Siebröhren von Pflanzen, andererseits Ausscheidungen von Insekten, die zunächst den süßen Siebröhrensaft aufsaugen, ihn dann aber leicht verändert wieder ausscheiden und den Bienen zur Verfügung stellen. Der Siebröhrensaft ist ein hochprozentiges Zuckerwasser, das außer verschiedenen Zuckerarten noch Eiweiß, Fett, Vitamine und Mineralstoffe enthält. Dieser Saft fließt wie in einem Blutkreislauf durch die Siebröhren der Pflanzen und versorgt alle Pflanzenteile mit Nähr- und Wirkstoffen. Sogenannte Nektarien, also

Drüsen, die an allen oberirdischen Pflanzenteilen vorkommen, entziehen dem Siebröhrensaft den Zucker und sondern ihn an der Pflanzenoberfläche ab. Wenn er von den Bienen aufgenommen wird, entsteht ein Zuckergefälle im Leitungssystem der Pflanzen, so daß permanent wieder Zuckermoleküle nachströmen, die das Ungleichgewicht ausgleichen. Damit in und auf der Pflanze ständig ein Fließgleichgewicht besteht und der Nährstoffstrom aufrechterhalten wird, sind die Bienen notwendig.

Neben den pflanzlichen Ausscheidungen sammeln die Bienen auch Sekrete von Insekten. Pflanzensaugende Insekten wie die »Schnabelkerfen« nehmen den Siebröhrensaft der Pflanzen auf; sie bohren ihre Rüssel gerne in die Blätter und Nadeln, entziehen dem Honigtau Substanzen, die sie selbst zum Leben brauchen und scheiden dann den gefilterten Saft wieder aus. Für sie ist er wertlos, für die Bienen eine Kostbarkeit! Er enthält nun zwar weniger Eiweiß und weniger Zucker, dafür ist er aber angereichert mit organischen Säuren und den Enzymen des Insektenstoffwechsels. Wenn nun noch die bieneneigenen Enzyme dazukommen, wird der Honigtauhonig noch wertvoller als der Honig aus Nektar! Kein Wunder also, daß Honigtauhonig sehr gefragt ist.

Was man über Honig wissen muß

Inhaltsstoffe und Gesundheitswert von Honig

Honig besteht zu rund 80 Prozent aus Zuckerstoffen, vor allem aus Trauben- und Fruchtzucker. Je höher der Anteil an Fruchtzucker ist, desto länger bleibt der Honig flüssig. Überwiegt Traubenzucker, kristallisiert dieser rasch aus, und der Honig wird fest. Irgendwann kristallisiert jeder Honig aus, seine wertvollen Inhaltsstoffe aber verändern sich dadurch nicht. Auch zusammengesetzte Zuckermoleküle kommen im Honig vor: Zweifachzucker wie Rohr- und Malzzucker, Dreifach- und höhere Mehrfachzucker (Oligosaccharide). Der Eiweißgehalt liegt bei weniger als 0,5 Prozent; Fett ist praktisch nicht enthalten. Der Wert des Honigs rührt aber vor allem von anderen Anteilen her, die in winzigen Mengen und in einer einmaligen Vielfalt vorhanden sind: organische Säuren, Mineralstoffe, Enzyme und Inhibine – das sind Stoffe, die bakterienhemmend wirken. Insgesamt wurden – je nach Art, Sorte, Herkunft und Gewinnungsart des Honigs – bis heute etwa 180 verschiedene Substanzen im Honig gefunden. Auch Wasser ist im Honig enthalten, doch der Wassergehalt von Honig muß unter 21 Prozent liegen. Ist er höher, darf das Produkt nicht als Honig bezeichnet werden. Honig ist also ein sehr kompliziertes Stoffgemisch, das in seiner Einzigartigkeit nur die Biene herzustellen vermag. Synthetisch herstellen in derselben Qualität kann der Mensch ihn nicht. Dennoch wurden Verfahren entwickelt, die Echtheit von Honig zu prüfen und nachzuweisen (siehe Seite 21).

Reiner Blütenhonig und Honigtauhonig unterscheiden sich deutlich in der Zusammensetzung, im Aussehen und im Geschmack. Neben diesen gibt es Mischhonig, für den die Bienen sowohl Blütennektar als auch Honigtau verwenden. Diese Mischhonigarten enthalten kleine Mengen Hexite, die dem reinen Blütenhonig fehlen. Honig ist nicht nur süß, er besitzt auch einen hohen Gesundheitswert und erstaunliche Heilkräfte, denen er seinen festen Platz in der Naturheilkunde verdankt. Dafür sind folgende Inhaltsstoffe verantwortlich:

Zuckerverbindungen

Während normaler Haushaltszucker zu 100 Prozent aus Saccharose besteht, kann Honig bis zu 30 verschiedene Zuckerarten enthalten. Denn die von den Bienen produzierten Enzyme setzen den Zucker um, und

Das alles steckt im Honig	
Substanz / Substanzengruppe	**Beispiele**
Einfachzucker (Monosaccharide)	*Traubenzucker (Glucose), Fruchtzucker (Fructose)*
Zweifachzucker (Disaccharide)	*Rohrzucker (Saccharose), Malzzucker (Maltose)*
Mehrfachzucker (Oligosaccharide)	*Dreifachzucker (Melecitose, Erlose)*
Dextrin	
Zuckeralkohole (Hexite)	*Dulcit, Mannit*
Eiweiß	*Albumin, Aminosäuren*
Mineralstoffe (Mengen- und Spurenelemente)	*Natrium, Kalium, Magnesium, Calcium, Mangan, Eisen, Kupfer, Zink, Chrom, Phosphor, Jod*
Organische Säuren	*Ameisensäure, Apfelsäure, Milchsäure, Bernsteinsäure, Weinsäure, Essigsäure, Zitronensäure, Oxalsäure, Gerbsäure, Salicylsäure, Gluconsäure*
Enzyme	*Invertase (= Saccharase), Amylase (= Diastase), Glucoseoxidase, Katalase, Phosphatase*
Inhibine	*Flavonoide, Wasserstoffperoxid (entsteht im Glucosestoffwechsel durch Glucoseoxidase-einwirkung)*
Ätherische Öle	*Aromastoffe wie Phenylessigsäureester, Carbonsäuren u. a.*
Vitamine	*Carotin (= Provitamin A), B_1, B_2, B_6, Pantothensäure, Niacin, Folsäure, Biotin, Vitamin C, Vitamin K*
Natürliche Farbstoffe	*Carotine, Flavone, Anthocyane*
Pollenstaub	
Substanzen mit hormonähnlicher Wirkung	*Acetylcholin*
Wasser	

Durchschnittliche Nähr- und Wirkstoffgehalte von Blüten- und Honigtauhonig

Substanz	Blütenhonig	Honigtauhonig (Blatt und Waldhonig)
Wasser	*bis 20 %*	*bis 20 %*
D (-)-Fructose	*40 bis 45 %*	*20 bis 40 %*
D (+)- Glucose	*30 bis 32 %*	*20 bis 45 %*
Saccharose	*1 bis 10 %*	*30 bis 50 %*
Dextrin	*10 %*	*10 bis 35 %*
Eiweißstoffe	*0,4 %*	*0,4 %*
Hexite	*keine*	*vor allem Melecitose*
Mineralstoffe	*ca. 0,2 %*	*keine Angaben*
Organische Säuren	*0,1 bis 0,2 %*	*Gehalte unterliegen starken Schwankungen*
Farbstoffe, ätherische Öle, Pollen, Vitamine, Acetyl-cholin, Enzyme, Salicylsäure, Salze	*in kleinen Mengen*	*Gehalte unterliegen starken Schwankungen*

(Quelle: Ermin Welzl. Biochemie der Ernährung)

sie können eine Zuckerart in eine andere umwandeln. Die wichtigsten Zuckerarten im Honig sind Glucose, Fructose (beide Einfachzucker), Saccharose (Zweifachzucker) und einige Mehrfachzucker. Fructose wird viel langsamer ins Blut abgegeben als Glucose, auch die Mehrfachzucker gehen langsamer ins Blut über, da sie zunächst gespalten werden müssen. Dies ist für den Diabetiker von Vorteil, denn sein Blutzuckerspiegel steigt nicht so schnell an, und die Bauchspeicheldrüse wird weniger belastet als beim Verzehr von Haushaltszucker. Fructose wird außerdem insulinunabhängig abgebaut und vorwiegend in das Speicherkohlenhydrat Glykogen in der Leber umgewandelt. Honig enthält zudem das Spurenelement Chrom, das auch als »Glucose-Toleranz-Faktor« bezeichnet wird. Chrom sorgt im Körper dafür, daß das Insulin an den Zellen richtig wirken kann und daß der Traubenzucker in die Zellen gelangt. Neuesten Forschungsergebnissen zufolge soll Chrom auch blutzuckersenkend wirken.

Eiweiß und Aminosäuren

Honig enthält nur geringe Mengen an Aminosäuren bzw. Eiweißbausteinen. Zur

Deckung des Eiweißbedarfs kann Honig nicht beitragen, dennoch verdienen seine Aminosäuren Beachtung: Sie dienen als Ausgangssubstanzen für die Bildung von Stoffwechsel-Zwischenprodukten und Steuerungsstoffen (Katalysatoren). Erwähnenswert ist der Gehalt an der Aminosäure Prolin. Sie wird für die Bildung von Hämoglobin, den roten Blutfarbstoff, benötigt. Phenylalanin und Tyrosin liefern Molekülteile für die Bildung der Streßhormone Adrenalin und Noradrenalin, und sie wirken bei der Bildung der Schilddrüsenhormone mit.

Vitamine

Während Haushaltszucker überhaupt keine Vitamine enthält, sind im Honig geringe Mengen von Vitaminen des B-Komplexes, Vitamin C, Carotin und Vitamin K enthalten. So ist beispielsweise Vitamin B_1 für die Umwandlung der verschiedenen Zuckerarten wichtig, seine Wirkung wird durch die gleichzeitige Anwesenheit von Mangan unterstützt. Vitamin C verbessert die Ausnutzung des im Honig enthaltenen Eisens, und Vitamin B_6 fördert die Wirkung von Magnesium, das ebenfalls im Honig enthalten ist.

Mineralstoffe

Der Gehalt an einzelnen Mineralstoffen ist innerhalb der Honigsorten recht unterschiedlich. Blütenhonig hat einen Gesamtmineralstoffgehalt von 0,1 bis 0,3 Prozent, Heide- und Honigtauhonige können jeweils bis zu ein Prozent Mineralstoffe aufweisen. Mineralstoffe sind unentbehrlich für die Steuerung von biologischen Prozessen und für viele Stoffwechselfunktionen. Kalium beispielsweise wird gebraucht für die Muskel- und Nervenerregung sowie für die Darmperistaltik.

Auch Magnesium ist für diese Abläufe wichtig. Es wirkt außerdem in der Regulierung des Blutdrucks mit. Magnesium kommt in unserer Ernährung immer häufiger zu kurz. Gerade in Situationen hoher nervlicher Belastung, in Streßberufen und beim Leistungssport braucht der Mensch mehr Magnesium. Honig ist in diesen besonderen Fällen die vernünftige Alternative zum Zucker! Denn er enthält noch weitere Mineralien, die sich gegenseitig in ihrer Wirkung unterstützen.

Auch die nötigen Vitamine, die an Mineralstoffreaktionen beteiligt sind, sind im Honig enthalten. Eisen zum Beispiel, das für die Bildung der roten Blutkörperchen benötigt wird, liegt als schlecht verwertbares Pflanzeneisen im Honig vor. Das ebenfalls im Honig enthaltene Vitamin C aber führt das Eisen in eine vom Organismus gut nutzbare Form über. Kupfer, das für die Blutbildung und im Immunsystem eine Rolle spielt, ist auch im Honig enthalten. Mangan verbessert die Ausnutzung von Vitamin B_1, und Chrom wirkt bei der Regulation des Blutzuckerspiegels sowie bei der Synthese von Insulin mit.

Organische Säuren

Die im Honig enthaltenen Säuren stammen hauptsächlich aus den Speicheldrüsen der Bienen und nur zu einem kleinen Teil aus den Pflanzen selbst. Außerdem entstehen Säuren bei der enzymatischen Umwandlung der verschiedenen Zuckerarten, wie etwa Ameisensäure, Bernsteinsäure, Butter-, Essig-, Gluconsäure und andere mehr. Sie tragen ganz entscheidend zur Ausbildung des Geruchs und des Geschmacks der Honigsorten bei, und sie wirken anregend auf Appetit und Verdauung. Säuren hemmen das Wachstum bestimmter Keime und haben damit auch eine gewisse konservierende Wirkung, was der Haltbarkeit von Honig zugute kommt.

Enzyme

Es handelt sich dabei um körpereigene Stoffe, mit denen die Biene den Nektar oder Honigtau anreichert und verändert. Bei der enzymatischen Zuckerumwandlung entstehen nicht nur viele unterschiedliche Zuckerarten, sondern auch Substanzen (z. B. Gluconsäure, Wasserstoffperoxid) mit antibakterieller Wirkung, die als »Inhibine« bezeichnet werden.

Honig ist daher schon seit Urzeiten ein wichtiges Hausmittel bei Infektionen. Die Enzyme sind im fertigen Honig noch vorhanden. Bei Erhitzung des Honigs über 40 °Celsius werden sie aber zerstört, und die Heilwirkung des Honigs wird entscheidend gemindert.

Pollen

Vor allem Blütenhonig enthält stets kleine Mengen Pollen. Sie fördern die Durchblutung der Dünndarmschleimhaut, aktivieren das Immunsystem des Darmes und wirken verdauungsfördernd. Bestimmte Pollenarten (z. B. Roggenpollen) werden wegen ihrer entzündungshemmenden Wirkung in der Medizin eingesetzt. Negativ wirkt sich der Pollengehalt nur auf Pollenallergiker aus, die durchaus auf die winzigen Mengen im Honig ansprechen können.

Duft- und Aromastoffe (ätherische Öle)

Im Honig wurden bisher über 120 Aromastoffe nachgewiesen. Sie machen zusammen mit den Säuren die Geschmacksvielfalt des Honigs aus, regen die Sekretion der Verdauungssäfte an, fördern dadurch den Appetit und die Verdauung und stimulieren das Immunsystem.

Acetylcholin und Salicylsäure

Acetylcholin ist eine Stickstoffverbindung mit hormonähnlicher Wirkung. Es wird als Medikament bei Herz-Kreislauf-Erkrankungen eingesetzt. Acetylcholin vermindert die Herzschlagzahl, erweitert die Herzkranzgefäße, senkt den Blutdruck und wirkt sich günstig bei Herzrhythmusstörungen aus. Acetylcholin wirkt aber nicht nur in isolierter Form als Arzeimittel, auch das im Honig vorhandene Acetylcholin hat diese günstigen Wirkungen, die durch die gleichzeitige Anwesenheit von Magnesium und Kalium unterstützt werden.

Acethylcholin wirkt als Überträgersubstanz an den meisten Nervenendungen und ist wichtig für die Erregbarkeit von Nerven und Muskelfasern. Salicylsäure ist eine organische Säure, die in der Medizin für die Herstellung von Aspirin (Essigsäureester der Salicylsäure) genutzt wird. Salicylsäure wirkt schmerzlindernd und fiebersenkend. Der Energiegehalt von Honig ist ausschließlich abhängig vom Zuckergehalt. Je höher der Zuckergehalt, desto niedriger der Wassergehalt.

INHALTSSTOFFE VON BLÜTENHONIG AUF EINEN BLICK

Bestandteile in 100 g Blütenhonig (1 mg entspricht 1/1000 g, 1 µg entspricht 1/1000 mg)

Energie:	*302 kcal (1264 kJ)*
Wasser:	*18,6 g*

Nährstoffe:

Gesamtkohlenhydrate	*75,1 g*
Fructose	*38,8 g*
Glucose	*33,9 g*
Saccharose	*2,37 g*
Stärke	*0*
Eiweiß	*0,4 g*
Fett	*0*

Mineralstoffe (Mengen- und Spurenelemente):

Natrium	*7 mg*
Kalium	*45 mg*
Magnesium	*6 mg*
Calcium	*5 mg*
Phosphor	*18 mg*
Mangan	*30 µg*
Eisen	*1300 µg*
Kupfer	*90 µg*
Zink	*350 µg*
Jodid	*in Spuren*
Chrom	*in Spuren*

Vitamine:

Carotin	*in Spuren*
Vitamin K	*25 µg*
Vitamin B_1	*3 µg*
Vitamin B_2	*50 µg*
Vitamin B_6	*160 µg*
Niacin	*130 µg*
Pantothensäure	*70 µg*
Vitamin C	*2 mg*

Sonstiges:

Salicylsäure	*6280 µg*
Acethylcholin	*keine Mengenangabe*

Kleine Honigkunde

Honig unterscheidet man nach Art der Gewinnung und der Herkunft sowie nach Sorten. Für die Qualität ist die Art der Gewinnung von großer Wichtigkeit, und diese liegt in der Hand des Imkers!

Unterscheidung nach Art der Gewinnung

Waben- und Scheibenhonig

Das ist eine Spezialität, die man nur beim Imker oder in guten Fachgeschäften kaufen kann: Aus den verdeckelten Waben werden Stücke herausgeschnitten und verpackt. Diese werden verkauft. Zu Hause hängt man sie auf, öffnet die Wabenzellen und läßt den Honig einfach heraustropfen. Diese Art der Honiggewinnung ist die schonendste überhaupt, denn die Inhaltsstoffe des Honigs bleiben voll erhalten. Als Scheibenhonig bezeichnet man ausschließlich den verdeckelten Heidehonig in Waben.

Tropfhonig

Darunter versteht man den Honig, den der Imker nach oben beschriebener Methode gewinnt, dann in Gläser abfüllt und verkauft. Der Honig ist recht teuer, denn die Ausbeute, die der Imker allein durch das Austropfen des Honigs gewinnt, ist nicht besonders groß, dafür aber hochwertig.

Schleuderhonig

Die Waben werden entdeckelt, in eine Honigschleuder gestellt und diese mit einer Kurbel angetrieben. Durch die Zentrifugalkraft wird der Honig aus den Waben geschleudert. Auf diese Art wird der normale, handelsübliche Qualitätshonig gewonnen. Er ist stets kaltgeschleudert, und er enthält alle wertgebenden Inhaltsstoffe.

Preßhonig

Vor Erfindung der Honigschleuder wurde der Honig aus den entdeckelten Waben herausgepreßt. Diese Methode ist nicht so schonend wie das Schleudern, denn es gehen dabei wichtige Inhaltsstoffe verloren. Heute wird Honig nur noch vereinzelt durch Pressen gewonnen.

Seimhonig

Dieser wird durch ein Verfahren gewonnen, bei dem Auspressen und Erwärmen kombiniert werden. Der Imker gewinnt so den allerletzten Tropfen Honig, welcher aber durch die harte Behandlung, insbesondere durch die Erwärmung auf über 40 °Celsius, wertgebende Inhaltsstoffe verliert. Seimhonig ist minderwertiger Honig; er taugt in der Küche nur zum Backen.

Stampfhonig

Er ist mit Blütenstaub vermischt, und er dient nicht dem menschlichen Verzehr, sondern wird als Bienenfutter verwendet.

Kunsthonig

Dieser ist kein Naturprodukt, sondern wird industriell aus Zucker hergestellt. Deshalb wird er heute als «Invertzuckercreme« bezeichnet. Das Produkt schmeckt nur nach Zucker, ist minderwertig und wird meist zum Backen verwendet.

Unterscheidung nach der Herkunft

Blütenhonig

Das ist die Bezeichnung für Honig, der aus dem Nektar zahlreicher Blütenarten gewonnen wird. Die Vielzahl der besuchten Blüten spiegelt sich in der Vielfalt seiner Geschmacksnuancen und Farbtöne wider. Blütenhonig ist stets ein »Vielblütenhonig«, bei dem keine bestimmte Blütenart dominiert. Entstammt der Honig der ersten Schleuderung, so bezeichnet man ihn als Frühtracht. Er enthält in einer Mischung vor allem den Nektar von Weiden, Obstgehölzen, Ahorn u. a.

Bei der Sommerschleuderung wird der Honig der Sommertracht gewonnen. Er enthält oftmals auch etwas Honigtau, manchmal mehr, manchmal weniger. Deshalb ist dieser Honig in Geschmack und Farbe starken Schwankungen unterworfen, was ihn aber besonders begehrt macht.

Honigtauhonig

Das ist der Sammelbegriff für Waldhonig und Blatthonig. Die Basis ist Honigtau, den die Bienen auf Nadel- und Laubbäumen vorfinden. Diese Honigarten haben ein besonders würziges, an Malz erinnerndes Aroma; sie sind dunkel, sehr mineralstoffreich und bleiben länger flüssig als Blütenhonige.

Unterscheidung nach der Sorte (Tracht)

Sortenhonig ist stets etwas Besonderes. Denn es ist so gut wie unmöglich, einen Honig aus einer einzigen Pflanzenart zu gewinnen. Meistens produzieren die Bienen Mischhonig. Doch sind sie andererseits auch sehr blütentreu. So gelingt es, je nach Jahreszeit und Standort, auch verschiedene Arten von Sortenhonig (Trachtenhonig) zu gewinnen, bei denen eine Pflanzenart (Blüten- oder Honigtautracht) eindeutig dominiert. Hier die beliebtesten Sorten im Überblick:

Sortenhonig im Überblick

Einheimische Sorten von Blütentrachtenhonig

- *Akazienhonig (= Robinienhonig)*
- *Buchweizenhonig*
- *Edelkastanienhonig*
- *Heidehonig*
- *Kleehonig*
- *Lindenhonig*
- *Löwenzahnhonig*
- *Obstblütenhonig*
- *Rapshonig*
- *Sonnenblumenhonig*
- *Sommerblütenhonig*

Einheimische Sorten von Honigtautrachtenhonig

- *Tannenhonig*
- *Fichtenhonig*
- *Waldhonig*

Daneben gibt es etliche Honigsorten, die wir aus dem Ausland beziehen. Denn nur rund ein Viertel des deutschen Honigverbrauchs kann aus der heimischen Produktion gedeckt werden. Beliebte Honigsorten aus dem Ausland sind Orangenhonig, Rosmarinhonig, Lavendelhonig und Eukalyptushonig. Aus Kanada kommt Raps-Klee-Honig, eine cremige, streichzarte Sorte von heller Farbe und mildem Aroma.

Honig richtig einkaufen und lagern

Honig kauft man am besten beim Imker. Er ist Fachmann für Qualitätshonig, dem garantiert keine Stoffe entzogen oder hinzugeführt werden. Der Dachverband der deutschen Imker ist der Deutsche Imkerbund e.V. (D.I.B.) mit Sitz in Wachtberg. Der Deutsche Imkerbund arbeitet mit der »Centralen Marketinggesellschaft der deutschen Agrarwirtschaft« (CMA) zusammen. Er führt die Honigmarktkontrollen durch.

Für die Kontrollen werden regelmäßig Honigproben beim Imker, in den Betrieben, auf Märkten und in Lebensmittelgeschäften entnommen und untersucht. Die Ergebnisse werden vom D.I.B. ausgewertet. So kann garantiert werden, daß jede Honigsorte Jahr für Jahr die strengen Qualitätsanforderungen für echten deutschen Bienenhonig erfüllt. Dadurch kann der Verbraucher stets und überall ein unverfälscht reines Naturprodukt erster Güte kaufen.

Nur echter deutscher Honig darf im Original-Einheitsglas des D.I.B. verkauft werden. Der goldfarbene Deckel trägt das wabenförmige Warenzeichen des D.I.B. und eine grüne Banderole als Siegelverschluß, auch Gewährverschluß genannt. Er ist Garant dafür, daß der Honig den Satzungen des D.I.B. entspricht, das heißt, daß er eine noch höhere Qualität aufweist, als sie die deutsche Honigverordnung vorschreibt. Außerdem steht auf dem Gewährverschluß die Überwachungsnummer des Imkers oder der Abfüllstelle.

Die Maßstäbe, die der Deutsche Imkerbund und die CMA an die Qualität des deutschen Honigs ansetzen, sind weitaus strenger, als es das deutsche Lebensmittelrecht vorschreibt.

Besonders hochwertige Honigsorten kann man auch in Reformhäusern kaufen. Sie unterliegen den Qualitätsanforderungen der »Leitsätze für Honig«, die im «Deutschen Lebensmittelbuch« verankert sind. Die Richtlinien sind strenger als die der Honigverordnung. Dies betrifft zum Beispiel den Grad der Wärmeschädigung, die mit dem Gehalt an HMF (Hydroxymethylfurfural) ausgedrückt wird. Die Höchstmenge darf laut Honigverordnung 40 mg HMF/kg Honig betragen, die »Leitsätze für Honig« lassen für bestimmte Sorten von Reformhaushonig nur höchstens 20 mg HMF/kg Honig zu. Auch der Enzymgehalt wird bei diesen Produkten strenger bewertet.

Die gängigen Prüfverfahren für echten Bienenhonig

1. Mikroskopische Untersuchung auf den Pollengehalt

In jedem echten Bienenhonig lassen sich winzige Mengen von Pollen finden. Ist das Produkt pollenfrei, so handelt es sich nicht um echten Honig. Achtung: Ein Pollenallergiker kann daher durchaus auf echten Honig mit einem Allergieschub reagieren!

2. Bestimmung des Wassergehalts

Bei einem Wassergehalt von über 21 Prozent handelt es sich nicht um echten Honig. Ausnahmen: Heidehonig und Kleehonig dürfen maximal 23 Prozent Wasser enthalten! Je niedriger der Wassergehalt, desto besser ist der Honig!

3. Fiehesche Reaktion

Ein Honig-Äther-Auszug wird eingedampft, der Rückstand mit einem Salzsäure/Resorcin-Gemisch erwärmt. Bei echtem Honig erfolgt keine Rotfärbung!

4. Amylaseprobe

Nach dem Zusatz von Stärke und anschließender Zugabe von Jod-Jodkali-Lösung darf keine Blaufärbung erfolgen. Dieser rasche Farbumschlag würde bedeuten, daß keine Amylase vorhanden ist. Der Gehalt des stärkespaltenden Enzyms Amylase (= Diastase) ist aber typisch für echten Honig. In der Honigverordnung vom 13.12.1976 ist die Diastasezahl für deutschen Bienenhonig festgelegt. Die Diastasezahl ist gleichbedeutend mit der Enzymaktivität der Diastase (= Amylase) und ein Zeichen für die Naturbelassenheit des Honigs: Je höher sie ist, desto natürlicher und reifer ist der Honig. Festgelegt ist eine Mindestaktivität der Diastase von acht Einheiten (Diastasezahl 8). Bei von Natur aus enzymschwachen Honigsorten (z. B. Robinienhonig, auch Akazienhonig genannt) darf dieser Wert unterschritten werden.

5. Der HMF-Wert

Ebenfalls festgelegt ist der Gehalt an Hydroxymethylfurfural (HMF). Der HMF-Wert sagt aus, inwieweit der Honig behandelt und erwärmt wurde. HMF ensteht, wenn die im Honig enthaltenen Zucker Glucose und Fructose im sauren Milieu erhitzt werden. Im frischen Honig ist nur wenig oder gar kein HMF nachweisbar. Der HMF-Gehalt in deutschem Honig darf maximal 40 mg/ kg betragen. Bei enzymschwachen Honigsorten, die besonders empfindlich sind, wird sogar noch strenger bewertet: Die HMF-Menge darf in diesen Fällen nur maximal 15 mg/kg betragen! Ein über dem Grenzwert liegender HMF-Gehalt ist ein Zeichen für Behandlungsfehler (Erhitzung, falsche Lagerung, Sonneneinwirkung).

6. Mikroskopische Untersuchungen

Hiermit läßt sich nicht nur die Herkunft des Honigs (botanisch und geographisch) feststellen; auch Fremdkörper wie Wachsteilchen, Schmutz etc. werden entdeckt.

Honig sollte man nur in verbrauchsgerechten Mengen kaufen. Am beliebtesten ist das 500-g-Glas. Beim Imker und im Großhandel bekommt man auch Honig im Blecheimer. Honig sollte kühl, trocken und dunkel aufbewahrt werden. Sehr flüssigen Honig kann man im Kühlschrank lagern. Honig, der schnell fest wird, ist in einer Speisekammer oder im Vorratsschrank besser aufgehoben. Jeder Honig wird früher oder später fest. Er kristallisiert. Dies ist ein völlig normaler Vorgang; der Zeitpunkt ist abhängig von der Honigsorte bzw. vom Mengenverhältnis der Zuckerarten. Ein hoher Glucosegehalt fördert das Auskristallisieren, ein hoher Fructosegehalt verzögert es. Festen Honig kann man durch vorsichtiges Erwärmen auf höchstens 40 °Celsius wieder cremig bzw. flüssig machen. Dafür stellt man das offene Glas ins Wasserbad. Keinesfalls den Honig im Mikrowellenherd erwärmen! Er würde dadurch zu rasch und zu hoch erhitzt und dadurch geschädigt.

Wenn der Honig einmal verflüssigt ist, verfestigt er sich schnell wieder. Verflüssigt man ihn erneut, so wird er noch rascher wieder fest. Deshalb also den Honig möglichst schnell aufbrauchen und ihn höchstens einmal verflüssigen!

Hinweis

Helle Honigsorten neigen zum schnellen Auskristallisieren (Ausnahme: Akazienhonig!), dunkle bleiben länger flüssig.

Wenn sich auf der Oberfläche von Honig eine weiße Schicht bildet, ist das kein Grund zur Besorgnis. Auch die sogenannte »Blütenbildung« im Glas ist ganz natürlich. Es handelt sich dabei um Lufteinschlüsse und Zuckerkristalle, die mit der Zeit als weiße Stellen hervortreten. Wenn man den Honig ganz vorsichtig erwärmt und mehrmals durchrührt, verschwinden die weißen Stellen. Honig ist – richtig gelagert – über Jahre hinweg haltbar. Angebrochene Gläser sollten stets gut verschlossen werden. Schimmelbildung, wie wir sie bei Konfitüre kennen, ist bei Honig nicht möglich.

Honig in der Ernährung und Diätetik

Honig ist in erster Linie ein Kohlenhydratlieferant. Da in dem Produkt aber mehrere Zuckerarten und außerdem noch andere wertgebende Substanzen enthalten sind, kommt ihm im Gegensatz zum Haushaltszucker eine besondere diätetische Bedeutung zu.

Für Babies und Kleinkinder

Sobald das Baby nicht mehr mit Muttermilch ernährt wird, bestimmen sogenannte Säuglingsfolgenahrungen die Ernährung des Kindes. Diese Folgenahrungen basieren in der Regel auf Kuhmilch. Sie müssen mindestens 1,8 g Lactose (Milchzucker) pro 100 kcal enthalten.

Für Saccharose, Fructose oder Honig einzeln oder insgesamt liegt der Höchstgehalt bei 20 Prozent des Kohlenhydratgehaltes. Der Rest soll aus komplexen Kohlenhydraten (Brot, Nudeln, Kartoffeln, Reis u.a.) stammen.

Honig ist also durchaus sinnvoll und wichtig in der Babyernährung, sollte aber nur in kleinen Mengen verabreicht werden. Er ist dem Zucker vorzuziehen, da er außer den Kohlenhydraten noch wertvolle Vitamine, Mineralien, Enzyme und Schutzstoffe enthält. Wenn das Kind später Beikost bekommt (Breie, Obst und Gemüse, Gläschenkost oder selbstzubereitete Beikost), sollte man zum Abschmecken dem Honig gegenüber Haushaltszucker den Vorzug geben. Auch hierbei gilt, das Essen nicht zu stark zu süßen, sondern lediglich leicht süß abzurunden, was dem kindlichen Geschmacksempfinden entgegenkommt.

Denn die Vorliebe für Süßes ist dem Menschen angeboren. Das erste Nahrungsmittel des Neugeborenen ist die Muttermilch, und diese hat einen leicht süßen Geschmack aufgrund des hohen Gehalts an Lactose und Mehrfachzucker. Die Natur hat es so eingerichtet, daß die Geschmacksknospen für »süß« an der Zungenspitze sitzen. Empfindet der Säugling also beim Nuckeln an der Mutterbrust diese angenehme Süße, so weiß er, daß er an der richtigen Nahrungsquelle ist. Für zwischendurch empfiehlt sich Fencheltee für das Baby. Wenn Sie keinen Fertigtee (Instant, mit Zucker gesüßt) verwenden wollen, dann bereiten Sie den Tee aus Aufgußbeuteln zu, und süßen Sie ihn, wenn er abgekühlt ist, ganz dezent mit Honig.

Karottenbrei mit Honig

(für ca. 150 g)
125 g Karotten
1 Msp. Butter
1 TL Schmelzflocken
Milch oder Karottensaft, je nach Konsistenz
Honig zum Abschmecken

Die Karotten waschen, schälen und fein raspeln. In einem Töpfchen die Butter schmelzen, die Karotten dazugeben und bei schwacher Hitze zugedeckt etwa 5 Minuten dünsten, zwischendurch umrühren. Die Schmelzflocken untermischen, das Ganze durchrühren und vom Herd nehmen. Je nach Konsistenz etwas Milch oder Karottensaft untermischen, dann den Brei mit Honig abschmecken. Am besten gleich füttern (warm oder lauwarm) und stets frisch zubereiten.

TIP

Karotten sind das erste Gemüse für das Baby. Sie sind gut bekömmlich und schmecken schon den Allerkleinsten. Karotten werden als Saft ab der achten Lebenswoche verabreicht, ab dem vierten Monat kann man Karotten als Püree bzw. Brei füttern. Karotten sind wichtige Lieferanten von Carotin (Provitamin A), außerdem sind sie gut für die Darmtätigkeit, und sie sorgen für einen weichen Stuhl. Die Zugabe von etwas Honig unterstützt diese Wirkung. Wenn das Kind ein bißchen älter ist, können Sie ihm auch andere mild schmeckende Gemüsearten auf diese Weise zubereiten. Besonders beliebt und leicht bekömmlich sind Fenchel (das Püree darf auch etwas gröber sein), Spinat, Kohlrabi und Blumenkohl. Gehen Sie später auch zu anderen Gemüsearten (Wirsing, Brokkoli etc.) über. Manche Gemüse lassen sich gut mit Obst kombinieren (z. B. Karotte-Apfel, Fenchel-Banane). Dann aber bitte weniger süßen!

Stärkung für Schulkinder und Jugendliche

Kinder und Jugendliche lieben Süßes. Süße Sachen werden favorisiert, sehr zum Leidwesen der Eltern, die ihre Kinder gesundheitsbewußt erziehen möchten. Wenn der Verzehr von Süßem im Rahmen bleibt, gelingt das durchaus. Naschverbote nützen überhaupt nichts, sie sind erzieherisch auch absolut sinnlos. Es kommt vielmehr auf die Ausgewogenheit der Ernährung an. Wenn sie gewährleistet ist, und wenn das Kind sich an einen vernünftigen Mahlzeitenrhythmus gewöhnt hat, dürfte die eine oder andere süße Schleckerei nicht ins Gewicht fallen. Doch lassen sich die Sprößlinge kaum kontrollieren, vor allem wenn sie in die Schule gehen, über ein bißchen Geld verfügen und die Kreise, in denen sie sich aufhalten, immer größer werden. Umso wichtiger wird es, zu Hause auf eine gesunde Ernährung zu achten, also das Richtige auf den Tisch zu bringen. So kann man manche Naschsünden der Kids halbwegs ausgleichen.

Fast alle Kinder bevorzugen ein süßes Frühstück. Das gilt hauptsächlich für Kinder, die früh raus müssen und einige Kilometer mit dem Schulbus unterwegs sind. Um 6 Uhr morgens hat wohl kaum ein Kind Appetit auf ein Wurst- oder Käsebrot. Etwas Süßes spricht es schon eher an. Bieten Sie Ihrem Kind ein Müsli oder Brot mit Honig an! Konfitüre und Nußnougatcreme leisten als Brotaufstrich längst nicht das, was der Honig vermag!

Konfitüre besteht zu mehr als 50 Prozent aus Zucker, die Früchte sind gründlich durchgekocht und der Gehalt an wertgebenden Inhaltsstoffen ist gleich Null. Nußnougatcreme ist nicht nur reich an Zucker, sondern sie enthält auch viel Fett. Dazu kommt in der Regel als »Unterlage« Butter oder Margarine – das Ganze ist die reinste Kalorienbombe!

Frühstücksideen (nicht nur) für Kinder

Quark-Honig-Brot

(für 1 Person)
1 Scheibe Roggenvollkornbrot oder Sonnenblumenbrot oder Pumpernickel
2 EL Magerquark oder Speisequark mit 20 % F. i. Tr.
2 TL flüssiger Honig

Das Brot mit dem Quark bestreichen und den Honig darauf träufeln.

Bananenbrötchen

(für 1 Person)
1 Vollkornbrötchen
3 EL körniger Frischkäse
1 1/2 kleine Bananen
1-2 TL Honig

Das Brötchen quer durchschneiden und auf jede Hälfte etwas Frischkäse verteilen. Die Bananenhälften schälen, in Scheibchen schneiden und diese schuppenartig auf die Brötchenhälften legen. Den Honig darüber verteilen.

Cornflakes mit Honig

(für 1 Person)
6 EL (ca. 30 g) Cornflakes (ungezuckert)
125 ml Milch, warm oder kalt
1 TL Honig

Die Cornflakes in ein Schälchen geben, die Milch daraufgießen und den Honig untermischen.

Das Frühstück ist das »Sprungbrett in den Tag«. Kohlenhydrate sind am frühen Morgen unentbehrlich, um »auf Touren« zu kommen. Denn die Nährstoffreserven werden in der Nacht aufgebraucht, der Körper braucht Energie – und am schnellsten verfügbar ist eben ein Energieschub aus Kohlenhydraten. Sie sollten innerhalb einer Mahlzeit sowohl als Einfachzucker (in Honig) als auch als komplexe Kohlenhydrate (aus Vollkornbrot oder Müsliflocken) zusammen mit reichlich Ballaststoffen eingenommen werden. Die Energie daraus ist schnell verfügbar (gleich in der ersten Schulstunde), und der Energieschub hält bis zur ersten Schulpause an. Weißmehlprodukte wie normale Brötchen oder Toast enthalten wenig Ballaststoffe. Ihre Energie ist schnell verpufft, der Hunger meldet sich rasch wieder und die Leistung läßt nach.

Besonders ungünstig ist es allerdings, ganz ohne Frühstück aus dem Haus zu gehen. Lehrer beklagen dies zunehmend, denn es bleibt ihnen nicht verborgen, wenn die Schüler ohne einen Bissen im Magen zum Unterricht kommen. Die Kinder sind einfach noch nicht fit. Sie sind unaufmerksam, wirken müde und sind unkonzentriert. Prüfungen werden zumeist in den ersten Schulstunden abgehalten, weil bekanntlich die Leistungskurve hier ihren Spitzenwert erreicht. Doch gute Leistungen sind von einer guten Konzentration abhängig. Und die wiederum braucht als Basis ein kohlenhydratreiches Frühstück. Deshalb ist gerade im Kindesalter und in der Jugend das Frühstück die wichtigste Mahlzeit des Tages.

Wer aber morgens nichts essen kann (bedingt durch niedrigen Blutdruck oder durch zu spätes Aufstehen!), sollte wenigstens etwas trinken. Beliebt ist Tee, den man mit etwas Honig süßen sollte. Wenn das Kind morgens gar nichts ißt, sollte es unbedingt ein kohlenhydratreiches Frühstück mitnehmen. Schoko- und Müsliriegel sind reines Naschwerk, aber kein Frühstück! Ein altersgerechtes Frühstück sollte aus einem belegten oder bestrichenen Vollkornbrot (oder Vollkornbrötchen), frischem Obst und einem Getränk (Milch, Saft) bestehen. Manche Kinder bekommen erst im Schulbus Appetit, und sie packen dann ihr Frühstück aus. Spätenstes in der ersten Pause aber futtern sie dann kräftig. Wenn Ihr Kind also daheim nichts frühstückt, dann geben Sie ihm reichlich »Brotzeit« mit. Seine erste Mahlzeit sollte ein Honigbrot sein. Verwenden Sie hierfür cremigen Honig. Er läßt sich gut streichen und kleckert nicht.

Die biologische Leistungskurve

Die biologische Leistungskurve stellt die Leistungsfähigkeit des Menschen unter normalen Bedingungen über den Tag hinweg dar. Es gibt normalerweise zwei «Hochs« (100 Prozent Leistung um 10 Uhr, 85 Prozent Leistung um 19 Uhr) und zwei Leistungstiefs (55 Prozent zwischen 14 und 15 Uhr, unter 20 Prozent nachts um 3 Uhr). Die Leistungskurve basiert auf Erkenntnissen amerikanischer Versicherungsgesellschaften, die bei Arbeitnehmern die Fehlerhäufigkeit während der Arbeit untersuchten. Die Fehlerhäufigkeit zeigt genau die umgekehrte Grafik: Die wenigsten Fehler werden zum Zeitpunkt der Leistungshochs gemacht, die meisten beim Leistungstief. Um das Mittagstief abzuschwächen und den starken Leistungsabfall aufzufangen, wird gegen 11 Uhr und gegen

Der biologische Leistungsrhythmus

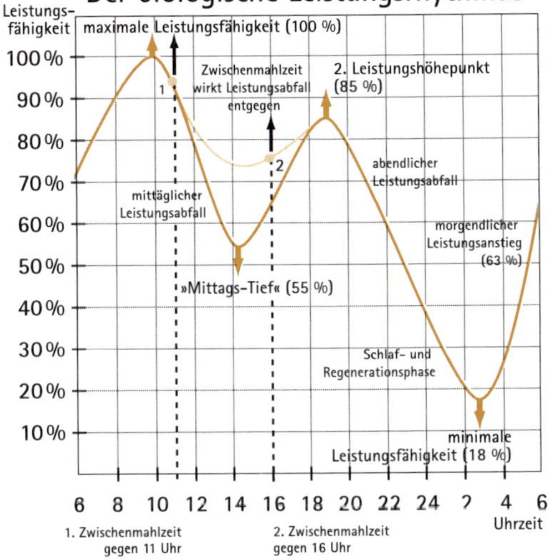

- 1. Zwischenmahlzeit verhindert ein zu starkes Sinken der Leistungsfähigkeit am Mittag.
- 2. Zwischenmahlzeit am Nachmittag fängt den Abfall der Leistungsfähigkeit auf und hält sie bis zum Abend auf hohem Niveau.

Durch die beiden Zwischenmahlzeiten wird das »Mittagstief« aufgefangen und verkürzt.

16 Uhr jeweils eine kohlenhydratreiche Zwischenmahlzeit empfohlen. Ideal ist eine kleine, gut bekömmliche Mahlzeit mit einfachen und komplexen Kohlenhydraten wie zum Beispiel Brot, Müsli, Joghurt, Fruchtsalat. Zum Süßen sollte man Honig dem Zucker vorziehen. Während man früher stets von drei Mahlzeiten am Tag ausging, wird heute der 5-Mahlzeiten-Rhythmus mit drei Hauptmahlzeiten und zwei Zwischenmahlzeiten empfohlen. Dies gilt für Kinder und für Erwachsene in gleichem Maße.

Manager brauchen Honig!

Der Energiebedarf des Menschen hängt stark von den Belastungen, denen er im Beruf ausgesetzt ist, ab: Körperlich schwer arbeitende Menschen wie Hochofen- oder Waldarbeiter verbrennen viele Kalorien, Leichtarbeiter wie Angestellte, Sekretärinnen, Hausfrauen oder Busfahrer wesentlich weniger. Auch »Kopfarbeiter« wie Professoren und Lehrer oder die in sogenannten Streßberufen Tätigen, z.B. Manager, Börsenmakler etc., zählen zu den Leichtarbeitern, obgleich ihr Job mit Sicherheit genauso anstrengend ist wie körperliche Arbeit. Dennoch benötigen sie für eine verstärkte Konzentration und Gehirntätigkeit im Beruf nicht mehr Energie als in der Freizeit oder im Urlaub. Wichtig ist allerdings, woher diese Energie stammt und wie sie verpackt ist. Fette und schwere Mahlzeiten sättigen zwar lange, sie belasten aber, erfordern viel Verdauungsarbeit, entziehen dem Gehirn viel Sauerstoff, machen unkonzentriert und müde.

Um einen Arbeitstag voller geistiger Anspannung und Hektik zu bewältigen, ist ein kontinuierlicher Energiefluß besser geeignet als ein schubweiser. Viele kleine und leichte Mahlzeiten halten besser fit und leistungsfähig. Das Gehirn braucht pro Tag rund 120 g Traubenzucker (Glucose). Ideal ist eine gleichmäßige Zufuhr über den Tag verteilt. Der Traubenzucker sollte nicht pur zugeführt werden, man packt ihn besser in kleine

Snacks wie zum Beispiel in Brot oder Müsli, weil damit noch weitere wichtige Substanzen (komplexe Kohlenhydrate, Ballaststoffe, Eiweiß, essentielle Fettsäuren, Mineralstoffe, Vitamine) aufgenommen werden und so eine gute Sättigung erreicht wird.

Honig sollte fester Bestandteil jeder Managerverpflegung sein – ob zu Hause, unterwegs, im Hotel oder im Büro. Denn Honig ist gut bekömmlich, liefert rasch Energie, gleicht einen niedrigen Blutzuckerspiegel aus, wirkt gegen rasche Ermüdung, fördert die Konzentration und unterstützt damit die Streßbewältigung.

Managerfrühstück

(für 1 Person)
30 g Cornflakes
2 EL kernige Haferflocken
50 g Weintrauben
1 Mandarine
$^1/_2$ kleine Banane
200 ml Milch
1-2 TL Honig

Die Cornflakes und die Haferflocken in einem Schälchen mischen. Die Trauben waschen, halbieren und dabei die Kerne entfernen. Die Mandarine und die Bananenhälfte schälen und kleinschneiden. Die Früchte unter die Müsliflocken mischen, die Milch daraufgeben und das Ganze mit Honig süßen. Man kann auch andere Früchte der Saison verwenden (Apfel, Birne, Beerenobst, Kirschen etc.).

Antrieb für Sportler

Sportler, insbesondere Hochleistungssportler, stehen permanent unter Leistungsdruck. Die Leistung basiert in den meisten Sportarten nicht nur auf Kraft, Kondition und Schnelligkeit, sondern auch auf Konzentration und Koordination. Auf letztere kommt es zum Beispiel im Motorsport, beim Billard, beim Dart und beim Schachspielen an – hierbei handelt es sich um reine »Kopfsportarten«, bei denen die Körperkraft keine entscheidende Rolle spielt. Kohlenhydrate stehen für jeden Sportler im Mittelpunkt seiner Kost, egal ob es sich um Kraft-, Ausdauer- oder Kopfsportarten handelt. Sie liefern dem Sportler den nötigen Antrieb für Höchstleistungen, aber auch die Energie für die Ausdauer und die Konzentration.

Honig spendet dem Sportler durch seinen Gehalt an Traubenzucker (Glucose) schnell Energie, die sofort verfügbar ist. Der Fruchtzucker (Fructose) wird nicht zur Energiegewinnung herangezogen, sondern dient zum Auffüllen der Kohlenhydratreserven in der Leber. Fructose wird in der Leber zu Glycogen umgewandelt, der einzigen Speicherform von Kohlenhydraten im tierischen Organismus. Das Glycogen wird erst mobilisiert, wenn der Blutzuckerspiegel aufgrund großer Anstrengung (oder in anderen Extremsitutationen wie Krankheit oder Hunger) stark absinkt und durch eine Mahlzeit nicht mehr rechzeitig ausgeglichen werden kann. Der Kohlenhydratspeicher der

Leber kann für einen gelungenen Endspurt oder für die Verlängerung eines Fußballspiels entscheidend sein.

Diabetes und Honig

Zuckerkranke (Diabetiker) müssen ihre Kohlenhydratzufuhr kontrollieren. Einfachzucker, wie sie im Haushaltszucker und auch im Honig vorkommen, waren bislang für Diabetiker verboten. Heute sieht man die Ernährungsempfehlungen für Diabetiker etwas lockerer: Wenn der Diabeteskranke gut eingestellt ist und der Patient nicht auf Zucker verzichten möchte, darf er 10 Prozent der Gesamtenergie in Form von Zucker zu sich nehmen. Besser als Haushaltszucker ist jedoch der Honig, denn er besteht aus mehreren verschiedenen Zuckerarten, insbesondere aus Fruchtzucker, der unabhängig vom Insulin umgesetzt wird. Fruchtzucker wird in der Diabetikerkost als Diabetikerzucker bezeichnet. Es empfiehlt sich, die erlaubte Honigmenge in kleinen Mengen über den Tag verteilt zu essen (z. B. in einem Milchdrink, im Müsli, in Quark- und Joghurtspeisen).

Hinweis

Bei einem täglichen Energiebedarf von 2200 kcal darf der gut eingestellte Diabetiker 10 Prozent der Gesamtkalorien in Form von Honig zu sich nehmen. Das entspricht einer Honigmenge von etwa 70 Gramm bzw. 3 Eßlöffeln. Er sollte diese Menge über den Tag verteilt und stets in Mahlzeiten »verpackt« essen. Um einer Unterzuckerung zu begegnen (rascher Blutzuckerabfall, z. B. durch körperliche Anstrengung, Sport, aufgrund des Weglassens einer Mahlzeit), muß der Diabetiker Traubenzucker oder Honig bereithalten.

In der Vollwertkost unverzichtbar!

Die Vollwertkost basiert auf natürlichen und möglichst unverfälschten Nahrungsmitteln. Deshalb wird raffinierter Zucker gänzlich abgelehnt. Auch mit normalem Zucker hergestellte Schleckereien sind in der Vollwertkost tabu. Generell geht man in dieser Kostform sparsam mit Süßem um, wenngleich süße Sachen nicht verboten sind. Zur Bereitung von süßen Speisen wird Honig verwendet; auch zum Abschmecken und Abrunden vieler Gerichte nimmt der Vollwertkostler Honig.

Vorsicht: Karies!

Honig ist genauso kariogen (kariesfördernd) wie Zucker und zuckerhaltige Süßigkeiten. Auch beim Genuß von Honig setzen die Mundbakterien die Kohlenhydrate in zahnschädigende Säuren um. Der Genuß von purem Honig – so lecker er auch sein mag – kann nur dann akzeptiert werden, wenn man sich gleich danach gründlich die

Zähne putzt. Da er klebrig ist, haftet er relativ lange zwischen den Zähnen und in den Zahnfurchen, die Kariesgefahr erhöht sich damit. Kleinkindern, die die ersten Zähnchen haben, sollte man Honig pur nicht geben. Das Zähneputzen übernimmt bei ihnen noch die Mutter, es wird gewissermaßen zunächst erst zum Angewöhnen geübt und ist auch nicht besonders gründlich.

Ein Wort zu den Kalorien

Honig ist ein Kalorienträger, der nicht zu unterschätzen ist. Doch glücklicherweise enthält er im Gegensatz zu Haushaltszucker keine »leeren Kalorien«, sondern neben den Zuckerstoffen auch die bereits beschriebenen Wertstoffe. Honig ist demnach die gesündeste Alternative zum Haushaltszucker, wenngleich auch er reichlich Kalorien liefert. Wer aber einen vernünftigen Umgang mit Süßem gelernt hat, wird mit seinem Honigverzehr keine Gewichtsprobleme heraufbeschwören. Man kann sein Geschmacksempfinden für Süßes (genauso wie für Salziges) durch sparsame Verwendung der entsprechenden Lebensmittel sensibler machen, man schmeckt die Süße dann feiner und intensiver. Das heißt, daß man mit weniger Süße auskommt, stark Gesüßtes wird sogar bald als unangenehm empfunden.

Ein Verzicht auf die vielgeliebte Süße ist also gar nicht notwendig, es kommt – wie bei so vielen anderen Dingen – auf die Dosis und die richtige Kombination an: besser ein leckeres Honigbrot (Vollkornbrot mit wenig Butter oder etwas Halbfettmargarine oder Quark und dünner Honigaufstrich) oder ein Müsli mit etwas Honig als ein Stück Kuchen oder ein paar Kekse!

Honig in der Naturheilkunde

Honig innerlich angewandt

Honig ist mehr als nur ein gesundes Nahrungsmittel – er besitzt heilende, lindernde und vorbeugende Eigenschaften bei zahlreichen Krankheiten. Es ist oft nicht nötig, bei leichten Erkrankungen oder körperlichem Mißempfinden gleich zum Arzneimittel zu greifen – die beste Apotheke ist doch die Natur. Und Honig kann in vielen Fällen helfen, völlig ohne Risiken und Nebenwirkungen. Honig wirkt sowohl von innen als auch von außen.

Bei körperlicher und seelischer Erschöpfung
Honig bringt einen erschöpften und müden Organismus schnell wieder auf Touren. Er liefert rasch Energie, macht fit und bringt dem Körper seine Kräfte zurück. In der griechischen Antike verabreichte man erschöpften Soldaten und Sportlern einen speziellen Kräftigungstrank, den Sauerhonig.

Sauerhonig

(für 1 Glas)
150 ml warmes Wasser
(am besten Körpertemperatur!)
1 EL Honig
2 TL Blütenpollen
1 TL Apfelessig

In das Wasser den Honig und die anderen Zutaten einrühren und das Getränk in kleinen Schlucken langsam trinken.

Das Wasser darf nicht heißer als 40 °Celsius sein, ideal zum Trinken ist es bei 37 °Celsius (Körpertemperatur).

Rotwein mit Eigelb und Honig

(für ca. 140 ml)
1 kleines Eigelb
1 EL Honig (20 g)
100 ml trockener Rotwein

Das Eigelb in ein hohes Rührgefäß geben, mit dem Schneebesen eines elektrischen Handrührgerätes cremig rühren, dabei den

TIP

Unsere Großmütter empfahlen jungen Frauen diesen Drink während der Menstruation oder nach Operationen, vor allem, wenn größere Blutverluste die Frauen stark schwächten. Da die Frauen früher trotz ihrer Periode oder gleich nach einer Krankheit schwer arbeiten mußten und sich nicht oder nicht lange genug schonen konnten, bereiteten sie sich nach einem harten Arbeitstag diesen Stärkungsdrink zu.

Honig einlaufen lassen. So lange schlagen, bis die Masse dicklich und hell wird, dann den Rotwein in einem dünnen Strahl dazugeben. Weiterrühren, bis das Ganze schön schaumig ist. Füllen Sie dann das Gemisch in ein verschließbares Glas.

Stärkungsdrink mit Cognac

(für 1 Glas)
1 frisches Eigelb
2 cl Cognac
1 EL Honig
100 ml roter Traubensaft oder schwarzer Johannisbeersaft

Das Eigelb in ein hohes Rührgefäß geben und mit einem elektrischen Handrührgerät cremig rühren. Unter Rühren den Honig dazugeben, dann den Cognac und den Saft, und das Ganze schön schaumig schlagen. In ein Glas abseihen

Zur Beruhigung von Nerven und Magen
Honig ist Nervennahrung. Außer dem Traubenzucker, der für das Gehirn und die Nerven wichtig ist, enthält Honig kleine Mengen Vitamin B_1, das man früher auch als Nervenvitamin (alter Name: Aneurin) bezeichnete.

Auch Kalium wirkt sich günstig auf das strapazierte Nervenkostüm aus. Für einen nervösen Magen und einen empfindlichen Darm empfiehlt es sich, morgens auf nüchternen Magen folgendes Getränk zu sich zu nehmen:

Karottentrunk

(für 1 Glas)
100 ml lauwarmer, ungesüßter Karottensaft
1-2 TL Honig

Den Karottensaft gut mit dem Honig verrühren und das Getränk in kleinen Schlucken trinken. Eine Viertelstunde später erst frühstücken, aber keinen Kaffee oder schwarzen Tee dazu trinken. Besser ist Melisse- oder Fencheltee, der nur schwach gesüßt wird.

Nerventee für Streßgeplagte

(für 80 g Teemischung)
20 g feingeschnittene Baldrianwurzeln
20 g getrocknete Melisseblätter
20 g getrocknete Lavendelblüten
20 g getrocknete Hopfenblüten (»Hopfenzapfen«)

Die Zutaten mischen, 1 Eßlöffel voll in ein Kännchen geben, mit 250 ml sprudelnd kochendem Wasser überbrühen und zugedeckt 30 Minuten bis eine Stunde durchziehen lassen. Abseihen, auf Trinktemperatur erwärmen und mit Honig leicht süßen.

TIP

Alle Zutaten für meine Teemischungen erhalten Sie in der Apotheke. Dort gibt es auch fertige Teemischungen für alle möglichen Beschwerden. Fragen Sie Ihren Apotheker.

Morgendrink bei einem flauen Magen

(für 1 Glas)
100 ml leicht erwärmtes, stilles Mineralwasser (evtl. auch kohlensäurearm)
1 EL Honig
1 TL Apfelessig

In das Mineralwasser den Honig einrühren, dann das Getränk mit etwas Apfelessig abschmecken.

TIP

Dieser Drink sollte auf nüchternen Magen in kleinen Schlucken getrunken werden. Er ist gut geeignet, wenn man nach einer langen, feuchtfröhlichen Nacht einen flauen Magen hat. Der Drink hilft, die durch hohen Alkoholgenuß ausgeschwemmten Mineralstoffe zu ersetzen; der Apfelessig regt den Kreislauf an, und der Honig bringt einen wieder auf die Beine. Der Drink sollte einen Tag lang vor jeder Mahlzeit eingenommen werden.

Erholsamer Schlaf durch Honig

Ein uraltes Hausmittel bei Schlaflosigkeit ist die warme Honigmilch, die vor allem bei kleinen Kindern sehr erfolgreich ist. Warum sie Kinder besser einschlafen läßt und jeden bösen Traum vertreibt, hat wohl noch niemand genauer untersucht. Vermutlich spielt auch hierbei die nervenberuhigende Wirkung von Vitamin B1 eine Rolle, die durch die einzigartige Vitaminkombination in der Milch und durch gewisse Aminosäuren unterstützt wird. Nicht zu unterschätzen ist auch der psycholgische Effekt: Die Hinwendung der Eltern in der Sorge um das Kind und die süße Milch sind wie ein »Betthupferl«, wirken beruhigend und vermitteln eine wohlige Wärme.

Honigmilch

(für 1 Tasse)
100 ml warme Milch (am besten 35 bis 37° Celsius warm)
Honig nach Geschmack

In die Milch den Honig einrühren und das Getränk langsam und in kleinen Schlucken trinken.

Erwachsene bevorzugen statt der Honigmilch eher einen Schlaf- und Beruhigungstee. Hierfür mischt man verschiedene Kräuter und Pflanzenteile, die man in der Apotheke bekommt, und brüht die Teemischung bei Bedarf auf. Im Gegensatz zu Instant-Aufgußtees muß die Flüssigkeit lange ziehen.

Einschlaftee 1

(für 70 g Teemischung)
30 g getrocknete Weißdornblüten und Blätter
20 g Mistel
20 g Melisseblätter

Die Zutaten mischen, 1 Teelöffel in eine Tasse geben, mit sprudelnd kochendem Wasser aufgießen und zugedeckt 20 Minuten ziehen lassen. Abseihen, mit Honig leicht süßen und kurz vor dem Schlafengehen trinken.

TIP

Wer zu Depressionen neigt, fügt der Teemischung noch 30 g Johanniskraut und 10 g Arnikablüten bei.

Einschlaftee 2

(für 100 g Teemischung)
30 g getrocknete Hopfenblüten (»Hopfenzapfen«)
30 g feingeschnittene Baldrianwurzel
40 g getrocknete Melisseblätter

Die Zutaten gut vermengen, 1 Teelöffel voll in eine Tasse geben, mit sprudelnd kochendem Wasser überbrühen, zugedeckt 15 Minuten ziehen lassen, dann abseihen, leicht mit Honig süßen und 30 Minuten vor dem Schlafengehen trinken.

Bei Erkältungen

Mit Honig kann man sowohl Erkältungen wirksam vorbeugen als auch bereits akut gewordene Erkältungskrankheiten lindern. Honiganhänger empfehlen vorbeugend gegen Erkältung, täglich 5 Teelöffel Honig über den Tag verteilt (5 x 1 TL) zu essen. Der Honig soll bei regelmäßiger Einnahme die Immunabwehr stärken. Er hat selbst eine antibakterielle Wirkung, die sich vor allem an den oberen Luftwegen und im Darm entfaltet. Bei rauhem, trockenem Hals und Heiserkeit legt er sich wie ein Film auf die Rachenwände. Er fördert die Verflüssigung des Schleims, erleichert das Abhusten, wirkt lindernd und bakterientötend auf entzündete Mandeln.

Wenn die Erkältung schon massiv geworden ist, bringt die bewährte warme Honigmilch Linderung. Sie sorgt auch für einen erholsamen Schlaf. Rezept: siehe Seite 33, unter »Honigmilch«.

ACHTUNG!

Honig entfaltet seine Heilwirkungen, die u. a. von den Inhibinen ausgehen, nicht mehr, wenn er erhitzt wurde. Deshalb den Honig zu Heilzwecken stets unerhitzt bzw. nur erwärmt bis unter 40 °Celsius anwenden.

Erkältungstee

(für 100 g Teemischung)
50 g getrocknete Hagebutten
20 g getrocknete Kamillenblüten
20 g getrocknete Lindenblüten
10 g Orangenblüten

Die Zutaten mischen, 1 gehäuften Eßlöffel voll in ein Kännchen geben und mit 250 ml sprudelnd kochendem Wasser überbrühen. Zugedeckt 20 Minuten ziehen lassen, dann abseihen und den abgekühlten Tee mit 1 Teelöffel Honig pro Tasse süßen. Lauwarm trinken.

Zitronenwasser mit Honig

(für 1 Tasse)
100 ml warmes Wasser (Trinktemperatur)
Saft von 1 Zitrone
1–2 TL Wald- oder Tannenhonig

Das Wasser mit dem Zitronensaft verrühren. Den Honig einrühren und das Getränk in kleinen Schlucken trinken.

TIP

Zusätzlich zur Einnahme von Zitronenwasser sollte man mit lauwarmem Salbeitee gurgeln.

Zwiebel-Honig-Zubereitung

(für 100 g)
1 Zwiebel (ca. 70 g)
30 g Honig

Die Zwiebel abziehen und auf einer Rohkostreibe fein raspeln. Mit dem Honig vermischen und alle zwei Stunden einen Teelöffel voll essen.

Honigrettich

(für 250 g)
1 schwarzer Rettich (ca. 200 g)
50 g Honig

Den Rettich waschen, putzen, der Länge nach durchschneiden und das Innere mit einem scharfkantigen Teelöffel oder einem Kugelausstecher herausschaben. Den Honig in die Rettichhälften füllen, und das Ganze etwa 3 Tage bei Zimmertemperatur durchziehen lassen. Der Honig enthält nun auch die keimtötenden Inhaltsstoffe des Rettichs. Er wird teelöffelweise verabreicht, mindestens dreimal täglich 1 Teelöffel voll. Honigrettich ist ein bewährtes Hausmittel bei Husten und Heiserkeit. Kindern gibt man es auch bei Keuchhusten. Das Mittel schmeckt sehr angenehm; es wird von Kindern gerne anstatt Hustentropfen und dergleichen genommen. Für Erwachsene kann man eine Rettich-Honig-Zubereitung ansetzen (siehe Rezept »Zwiebel-Honig-Zubereitung«). Sie sollte über Nacht zugedeckt durchziehen.

HINWEIS

Gegen Erkältungskrankheiten macht sich die Naturheilkunde häufig die antibiotische Wirkung von ätherischen Ölen zunutze. Besonders wirksam sind die Senföle, wie sie in Zwiebel, Knoblauch, Meerrettich und Rettich enthalten sind. Sie bekämpfen nicht nur Bakterien, sondern auch Viren und schädliche Pilze. Die Zwiebel-Honig-Zubereitung hilft auch bei Husten.

Honig zur Darmregulierung bei Kindern

Bei kleinen Kindern hat sich eine mehrmalige Verabreichung von Honig bei Durchfällen und gegen Darmträgheit bewährt. Vermutlich sind die Mineralstoffe des Honigs für die darmregulierende Wirkung verantwortlich. Insbesondere der relativ hohe Kaliumgehalt des Honigs reicht bei einem Kleinkind für eine positive Wirkung auf den Darm aus. Durchfälle sind mit großen Kaliumverlusten verbunden. Ein Kaliummangel aber führt zur Verminderung der Darmbewegungen, es droht nach massivem Durchfall also eine Art Darmlähmung. Mit Honig kommt das Kind einerseits rasch zu Kräften, denn Honig ist bekömmlich und belastet den Darm nicht, weil er frei von Ballaststoffen ist, andererseits gleichen die enthaltenen Mineralstoffe den durchfallbedingten Verlust rasch aus, und das Kalium wirkt fördernd auf die Darmmuskulatur ein. Honiggaben bei Durchfallerkrankungen im Kleinkindalter sind deshalb das erste Mittel, das die Eltern anwenden sollten.

Apfel-Rohkost gegen Durchfall bei Kindern

(für 1 Portion)
1 fester Apfel
1 EL Honig

Den Apfel waschen, schälen, vierteln, das Kerngehäuse entfernen und die Apfelstücke fein reiben. Mit Honig mischen und dem Kind teelöffelweise geben.

Hilfe bei Darmverstimmung

Reisen in südliche Länder können für Urlauber unangenehme Folgen haben. Viele bringen aus dem Urlaub Durchfallerkrankungen mit nach Hause, oder sie werden schon am Urlaubsort davon geplagt.

TIP

Während ungeschälte Äpfel die Verdauung fördern und in größerer Menge zu Durchfall führen können (aufgrund des Ballaststoffgehaltes in der Schale), wirken geschälte Äpfel dem entgegen.

Ungewohntes Essen, rohe Speisen, mit Keimen belastetes Trinkwasser und mangelnde Hygiene in Hotels und Restaurants sind häufig die Ursachen der Durchfallerkrankung. Es gibt hierfür mehrere Erreger, die im Dünndarm unterschiedlich wirken. Sie dringen in die Dünndarmschleimhaut ein, vermehren sich dort und produzieren sogenannte Enterotoxine, Giftstoffe, die die Darmschleimhaut schädigen. Manche dieser Erreger werden bei 60 °Celsius zerstört, manche überstehen den Kochprozeß. Bis zum Ausbruch der Krankheit können 6 bis 36 Stunden vergehen. Dann kommt es zu Durchfällen mit hohem Wasser- und Mineralstoffverlust. Meist klingt die Erkrankung nach 24 Stunden oder spätestens nach wenigen Tagen ab. Beim Säugling kann sie allerdings tödlich sein.

Der Krankheit liegt eine Entzündung des Dünndarms zugrunde. Bevor man also Kohletabletten oder ähnliches einnimmt, muß der Darm völlig geleert und die Entzündung kuriert werden. Eine strenge Diät ist erforderlich. Sie besteht aus schwarzem Tee, der mit Honig gesüßt werden kann, und etwas Zwieback. Die Naturheilkunde empfiehlt außerdem, morgens auf nüchternen Magen Apfelkost zu essen:

Apfelkost

(für 1 Portion)
1 fester Apfel
2 TL Honig

Den Apfel waschen, schälen (geschält wirkt er stopfend, ungeschält abführend!) und auf einer Rohkostreibe zu Mus reiben. Den Honig untermischen, das Ganze auf nüchternen Magen essen. Möglichst drei Tage lang fortsetzen.

Honig bei Muskel- und Wadenkrämpfen

Muskelverkrampfungen und Wadenkrämpfe, die vor allem nachts auftreten, werden hauptsächlich durch einen Mangel an Magnesium und Calcium ausgelöst. Aber noch viele andere Substanzen spielen für die Muskelerregung und die Reizübertragung eine Rolle (Acetylcholin, einige Vitamine etc.). Zwar enthält Honig diese Stoffe in winzigen Mengen, doch sind sich die Mediziner darüber einig, daß dies allein nicht der Grund für die verblüffende Wirkung von Honig bei Muskelkrämpfen sein kann. Mit Sicherheit spielt auch die durchblutungsfördernde Eigenschaft des Honigs bei der Krampflösung eine Rolle.

Nächtliche Wadenkrämpfe treten oftmals nach körperlicher Anstregung und Sport auf (z. B. nach dem abendlichen Squash- oder Volleyballspiel). Auch schwangere Frauen, die viel liegen müssen, klagen häufig über nächtliche Wadenkrämpfe. Möglicherweise liegt im Muskelgewebe ein Sauerstoffmangel vor (einerseits durch Überanstrengung, andererseits durch Bewegungsmangel und schlechte Sauerstoffversorgung der Muskulatur), der durch eine bessere Durchblutung behoben werden kann. Honig birgt keine Risiken und schädlichen Nebenwirkungen; dies sollte man beherzigen, bevor man zu den bei Muskel- und Wadenkrämpfen üblichen Mitteln greift.

Imker und Naturheilkundige empfehlen, bei Muskelkrämpfen und nächtlichen Wadenkrämpfen täglich vor den Hauptmahlzeiten jeweils 1 Teelöffel Honig zu essen. Nach zwei bis drei Wochen bleibt man völlig von den Verkrampfungen verschont.

Bei Appetitlosigkeit, Entkräftung und Abmagerung

Appetitlosigkeit bei Kindern

Hier hat sich Honig als gutes Kräftigungsmittel bewährt. Kindern, die wenig Appetit hatten (»schlechte Esser«), blaß waren und kränklich wirkten, verabreichte man früher meist Lebertran. Er enthält nicht nur reichlich Kalorien, sondern auch viele Vitamine, die noch vor 30 Jahren in unserer Ernährung zu kurz kamen.

Heute, in einer Zeit ohne echte Nährstoffmängel, genügt oftmals auch der tägliche

Löffel voll Honig. Notieren Sie am besten, was das Kind tagsüber ißt und trinkt – denn man verschätzt sich dabei oft, und man hat Sorge, daß das Kind zu wenig zu sich nimmt. Achten Sie vor allem auf die Getränke! Kinder, die wenig essen, nehmen nicht selten das Gros der Kalorien über Getränke zu sich. Süße Limonaden, Milchshakes, Kakaogetränke etc. verderben den Appetit auf die Hauptmahlzeiten. Auch ein hoher Süßigkeitenverzehr kann schuld daran sein, daß das Kind zu den Hauptmahlzeiten keinen Appetit hat. Reduzieren Sie in diesem Fall die Süßigkeiten und die süßen Getränke drastisch! Bieten Sie morgens Honigbrot an oder ein Müsli mit Obst und etwas Honig. Wenn das Kind zwischendurch unbedingt nach Süßem verlangt, sollten Sie ihm ein Honigbrot oder Joghurt mit Honig oder frisches Obst geben. Eine Stunde vor der Hauptmahlzeit sollte das Kind nichts mehr essen. Als Getränk eignet sich Früchtetee, der nur leicht mit Honig gesüßt ist. Er löscht den Durst am besten, wenn er lauwarm getrunken wird und nur ganz wenig gesüßt ist.

Entkräftung

Diesen Zustand kennen diejenigen, die lange Zeit bettlägerig oder länger im Krankenhaus waren, schwere Operationen und Krankheiten durchgestanden haben. Zwar wird man im Krankenhaus in der Regel richtig verpflegt, doch fühlt man sich bei der Entlassung irgendwie schwach und kraftlos. Honig ist für die Aufbau- und Regenerationsphase zu Hause ein wirksamer Helfer. Ersetzen Sie am besten den Zucker völlig durch Honig, und verwenden Sie statt Konfitüre besser Honig. Honig spendet Kraft, und er bringt Sie schnell wieder auf die Beine.

Abmagerung und Magersucht

Ein Heilmittel gegen Magersucht und zwanghafte Essensverweigerung, wie man sie überwiegend bei jungen, schlankheitsbessenen Mädchen vorfindet, gibt es nicht. Dennoch sollte man im Rahmen dieses Krankheitsbildes einmal über die positiven Wirkungen des Honigs nachdenken. Honig ist ein wichtiger Energieträger, der schon in kleinen Mengen viel Trauben- und Fruchtzucker liefert. Für magersüchtige Mädchen, die nur kleinste Mengen essen, kann der tägliche Löffel Honig sehr wichtig sein. Oftmals leiden sie an schlechter Durchblutung, haben kalte Hände und Füße, der Blutdruck ist niedrig. Die Mädchen treiben nicht selten Sport bis zur Erschöpfung – all dies setzt dem Körper sehr zu, abgesehen davon, daß er abmagert. Die Mangelernährung bringt viele Stoffwechselabläufe durcheinander. Im Falle einer Krankheit verschlimmert sich die Lage, weil der Körper nicht genug Abwehrstoffe besitzt.

Es kann nicht oft genug betont werden, daß nur die richtige Nahrungsauswahl zu einer dauerhaft schlanken Figur führt. Selbst wenn sich jemand sehr kalorienarm ernähren will oder abspecken muß, sollte er wissen, daß Kohlenhydrate lebenswichtig sind. Lieber auf Süßigkeiten, Naschwerk und Kuchen verzichten, sich aber nicht den Honig vom Brot nehmen lassen!

Honig – gut für die Leber

Die Leber ist die größte Drüse des Körpers; sie hat die Aufgabe, ihn zu entgiften. Das Blut wird in der Leber von Schadstoffen und Körpergiften gereinigt, dann wird es »gefiltert« wieder in den Blutkreislauf gepumpt. Die Leber ist gleichzeitig auch das wichtigste Speicherorgan von Kohlenhydraten. Kohlenhydrate sind lebenswichtig, die Kohlenhydratspeicherfunktion der Leber ebenfalls. Wenn der Mensch keine Kohlenhydrate zu sich nimmt (bei Krankheit, schweren Belastungen etc.), wird der Glycogenspeicher in der Leber mobilisiert. Der Körper wandelt das Glycogen in Traubenzucker (Glucose) um, diese strömt ins Blut, hält den Blutzuckerspiegel aufrecht und schützt den Körper vor einer Unterzuckerung bzw. einem lebensbedrohlichen Kreislaufschock. Zum Auffüllen des Glycogenspeichers dient ausschließlich Fructose. Honig ist deshalb als bedeutende Fructosequelle ein hervorragender Helfer für die Arbeit der Leber. Schon ein Löffel Honig pro Tag reicht aus, damit die Leber immer einen gefüllten Glycogenspeicher hat.

Hildegards Wermutwein

(für ca. 3 $^1/_2$ Liter)
400 g guter Honig vom Imker
3 Liter Weißwein (möglichst Bio-Wein)
150 ml frischgepreßter Wermutsaft

Den Honig zusammen mit dem Wein erhitzen, 3 Minuten leicht köcheln, dann den Wermutsaft dazugeben und die Flüssigkeit in Flaschen abfüllen. Für eine Person reicht das Getränk von Mai bis Oktober. Alle drei Tage sollte man morgens ein Gläschen auf nüchternen Magen trinken.

Honig für das Herz

Bei Herzbeschwerden, Herzschwäche, schlechter Durchblutung des Herzmuskels haben sich zahlreiche Hausmittel mit Honig und Kräutern bewährt. Der Fruchtzucker des Honigs stärkt das Herz, Acetylcholin wirkt blutdrucksenkend und regulierend auf den Herzrhythmus. In einer richtigen Kombination mit Heilkräutern kann eine Linderung und eine Stärkung des Herzens erreicht werden. Organische Herzprobleme müssen jedoch ärztlich behandelt werden. In diesem Fall sollten Sie selbst nichts ausprobieren, bevor der Arzt Ihnen nicht dazu geraten hat.

Tip

Wermut regt durch seinen Gehalt an Bitterstoffen die Leber zu verstärkter Gallesekretion an. Damit wirkt Wermut entschlackend und entgiftend. Hildegard von Bingen empfiehlt Wermutwein auch bei Kopfschmerzen, Migräne und gegen alle Arten von Erschöpfung.

Herztee 1 (zur Beruhigung)

(für 100 g Teemischung)
50 g getrocknete Weißdornblüten und -blätter
50 g getrocknete Melisseblätter
Die Zutaten gut mischen, zweimal täglich jeweils 2 Teelöffel voll mit sprudelnd kochendem Wasser überbrühen, zugedeckt 20 Minuten durchziehen lassen, dann abseihen und mit Honig süßen.

Herztee 2 (zur Blutdrucksenkung)

(für 100 g Teemischung)
50 g getrocknete Weißdornblüten und Blätter
50 g Mistel

Die Zutaten gut mischen und täglich 2 Teelöffel voll mit sprudelnd kochendem Wasser überbrühen. Zugedeckt 20 Minuten ziehen lassen, dann abseihen und mit Honig süßen.

TIP

Weißdorn wirkt aktivierend auf den Herzmuskel, und er verbessert die Durchblutung der Herzkranzgefäße. Dadurch kann er einem erhöhten Blutdruck, wie er durch Verengung der Herzkranzgefäße und mangelnde Durchblutung entstehen kann (typisch für das »Altersherz«), entgegenwirken. Melisse wirkt beruhigend auf den Herzrhythmus, und sie hilft gegen Herzrasen. Auch die Mistel wirkt blutdrucksenkend.

Honig als Heilmittel zur äußeren Anwendung

Honig vermag durch seine Nähr- und Wirkstoffe von innen zu stärken, zu heilen, Schmerzen zu lindern und Infekten vorzubeugen. Doch auch äußerlich angewendet wirkt Honig als Heilmittel.

Bei Verbrennungen und Sonnenbrand

Joghurt-Honig-Packung bei Sonnenbrand

150 g gut gekühlter Joghurt
1 EL Honig

Den Joghurt glattrühren. Den Honig dünn mit den Fingerspitzen auf die mit kalten Umschlägen gut gekühlten Sonnenbrandflächen streichen, darauf dick den Joghurt verteilen. Der Honig wirkt antibakteriell, die Bestandteile des Joghurts (Milchsäure, Feuchtigkeit, Mineralien) wirken kühlend, desinfizierend und aufbauend auf die geschädigte Haut. Die Masse sollte so lange auf der Haut bleiben, bis sie Körpertemperatur hat und nicht mehr als kühlend empfunden wird. Dann vorsichtig abtupfen, und die Prozedur möglichst noch ein- oder zweimal mit einer frischen, gekühlten Packung wiederholen. Diese Sonnenbrandpackung ist nicht nur schmerzlindernd, sondern auch sehr erfrischend und wohltuend. Um einem Kreislaufschock nach Sonnenbrand zu begegnen, trinken Sie außerdem ein calciumreiches Getränk mit Honig oder ein in lauwarmem Wasser auf-

TIP

Bei akuter Kreislaufschockgefahr müssen schnell gut verfügbare Zuckerstoffe und Mineralien zugeführt werden. Hierfür eignet sich Honig, der den Traubenzucker in idealer und sofort verfügbarer Form zur Verfügung stellt. Auch Mineralstoffe, insbesondere Calcium und Magnesium, müssen (gegen Muskelverkrampfungen) zugeführt werden. Ein besonders guter Mineralstofflieferant ist Milch, weil die Substanzen darin in einer stoffwechselfreundlichen Form vorliegen. Die Resorption wird beschleunigt, wenn die Milch zimmerwarm ist oder maximal Körpertemperatur hat. Willkommene Nebenwirkung: Warme Honigmilch beruhigt und entspannt. Einem Regenerationsschlaf steht nichts im Wege!

gelöstes Calciumpräparat aus der Apotheke. Bei leichten Verbrennungen und Verbrühungen kann Honig erste Hilfe leisten. Zunächst wird die Verletzung gut gekühlt (kaltes Wasser, Eiswürfelwasser), dann bestreicht man sie vorsichtig mit flüssigem Honig und legt einen kalten Umschlag darum. Der Honig wirkt wie eine Brandsalbe: Er schützt die verbrannte Haut vor dem Eindringen von Keimen und verlängert die kühlende Wirkung. So kann man eine Blasen- und Narbenbildung der Haut vermeiden. Meiner Großmutter passierte es hin und wieder, daß sie sich am heißen Backblech oder auf der Herdplatte einen Finger verbrannte. Schließlich hatte sie uns Kinder zu betreuen und sollte nebenbei noch kochen und backen. Sie jammerte nicht lange, sondern steckte ihren verbrannten Finger einfach ins Honigglas.

TIP

Unsere Vorfahren empfahlen bei leichten, aber großflächigen Brandverletzungen auch eine Art Balsam, der aus 4 Eßlöffeln Honig, 8 Eßlöffeln französischem Rotwein und 8 Eßlöffeln kaltgepreßtem Olivenöl angerührt wird. Diesen Balsam trägt man dreimal täglich auf die Wundfläche auf, dann wird die Haut mit sterilem Verbandsmaterial abgedeckt. Obwohl diesem Balsam wohltuende und heilende Wirkungen zugeschrieben werden, sollte man bei großflächigen Brandverletzungen, auch wenn sie leichterer Art sind, einen Arzt aufsuchen.

Honig zur Behandlung von Schürfwunden

Schürfwunden sind oberflächliche Verletzungen, die man oftmals auf die leichte Schulter nimmt und nicht optimal versorgt. Meist sind sie großflächig (Schultergegend, Unterarm, Schienbein), oder sie betreffen ein Gelenk (Knie, Ellbogen, Knöchel). An Gelenken sind sie besonders schmerzhaft, weil diese schlecht ruhiggestellt werden können, sondern vielmehr ständig in Bewegung sind, wodurch die Heilung erschwert wird. Am wichtigsten ist zunächst, die frische Wunde zu reinigen. Dann sollte sie abtrocknen; hierfür muß zunächst die Blutung gestillt werden. Wenn die Wunde aufhört zu bluten, kann eine Behandlung mit Honig erfolgen.

Schon in der Antike gehörte der Honig auf Kriegszügen mit in den Arzneikoffer. Seine Wirkung können wir uns auch heute noch zunutze machen: Honig wird auf die saubere, nicht mehr blutende Wunde gestrichen. Er sorgt dafür, daß keine Keime eindringen, daß noch vorhandene Keime durch seine antibakterielle Wirkung abgetötet werden, und er wirkt aufgrund seines Salicylsäuregehaltes schmerzlindernd.

Auch ein anderes Hausmittel mit Honig soll bei Schürfwunden helfen: Man bereitet aus geriebenem Meerrettich und Honig eine Salbe zu (90 Prozent Honig, 10 Prozent Meerrettich) und verteilt sie auf die Wunde. Damit kann man auch Eiterherde auf der Haut behandeln.

Rheumatische Erkrankungen

Ein warmer Honigwickel hat sich bei rheumatischen Beschwerden bewährt, die anhaltende Wärme verlangen. Man bereitet ein sauberes Baumwolltuch in passender Größe vor und taucht es in heißes Wasser. Dann das Tuch im Wasser gründlich ausdrücken, rasch zusammennehmen, eine Seite mit Honig bestreichen und das Ganze um oder auf die schmerzende Stelle legen. Mit einem trocken Handtuch fixieren. Durch den Honig hält die Wärme des Wickels länger an. Das Ganze regt die Durchblutung der schmerzende Stelle an, der Schmerz läßt nach.

Bienengift als Rheumaschutz

Man sagt, daß Imker niemals an Rheuma erkranken, weil Bienengift sie davor schützt. Während ihrer Imkertätigkeit werden sie öfter von Bienen gestochen als andere Menschen, ihr Körper wird aber rasch unempfindlich gegen das Bienengift. Dieses fördert die Durchblutung ihres Körpers und damit auch den Abtransport rheumatisch wirkender Entzündungsstoffe.

Honig in der Körperpflege und Kosmetik

Honigbäder

Cremebad mit Honig

(für 1 Vollbad)
1 frisches Eigelb
3 EL Eukalyptushonig
1 Becher Sahne (200 g)

Das Eigelb in ein hohes Rührgefäß geben und mit den Schneebesen eines elektrischen Handrührgeräts kräftig verquirlen. Den Honig unterrühren, bis eine cremige Masse entsteht. Dann die Sahne darunterschlagen. Heißes Wasser (maximal 38 bis 39 °Celsius) einlaufen lassen, die Honigmischung mit den Händen darin verteilen, dann in dem Wasser 5 bis 10 Minuten baden. Lauwarm abduschen, danach mit einem Handtuch frottieren.

Buttermilchbad mit Honig

(für 1 Vollbad)
3 Liter Buttermilch
50 g flüssiger Honig
1 EL Olivenöl

Heißes Wasser in die Badewanne einlaufen lassen, dann kälteres, dabei die Buttermilch in den Wasserstrahl gießen. Den Honig mit dem Öl verrühren. Rauhe Körperstellen (Knie, Fußsohle, Ellbogen, evtl. auch den Hals) mit der Honig-Öl-Mischung einreiben, dann ins heiße Wasser eintauchen und die eingestrichenen Stellen einweichen. Diese dann mit den Fingern massieren. Insgesamt etwa 10 Minuten im Wasser bleiben. Danach duschen und frottieren. Den Körper eincremen.

Reinigungsmittel mit Honig

Dieses Ölgel eignet sich ideal zum Abschminken von Make up und Schminke.

Reinigungsgel

(für 100 ml)
50 ml Sonnenblumenöl
2-3 g Bienenwachs (aus der Apotheke)
3 Tropfen Bisabolol (Hauptwirkstoff der Kamille, aus der Apotheke)
1 TL Honig

Das Öl zusammen mit dem Bienenwachs in ein hitzefestes Glas geben und unter Rühren im Wasserbad auflösen. Dann aus dem Wasserbad nehmen, auf etwa 40° Celsius abkühlen lassen und das Bisabolol sowie den Honig einrühren. Das Präparat in ein sauberes Glas mit Schraubdeckel füllen. Es ist aufgrund des geringen Wassergehalts gut haltbar.

Mandelöl
(für 50 g)
40 g Mandelöl
10 g Honig

Mandelöl und Honig in ein kleines Glas geben und im Wasserbad auf etwa 40 °Celsius erwärmen, dabei ständig rühren. Die Mischung in ein sauberes Fläschchen füllen, verschließen, gut durchschütteln und offen abkühlen lassen. Vor Gebrauch gut schütteln. Auf einen Wattebausch geben und das Gesicht damit abschminken. Das Präparat ist sehr mild.

Gesichtswasser

Apfelessigwasser
(für 140 ml)
100 ml warmes destilliertes Wasser
1 EL Honig
2 EL Apfelessig

In warmem Wasser den Honig auflösen, das Ganze abkühlen lassen, dann den Apfelessig unterrühren. Die Mischung in ein Fläschchen geben, gut durchschütteln. Zur Verwendung auf einen Wattebausch träufeln, das Gesicht damit abtupfen.

Peelings

Mandelkleie-Hefe-Peeling für unreine Haut
(für ca. 50 g)
1/4 Würfel frische Hefe (ca. 10 g)
1 TL Honig
1-2 EL Mandelkleie (aus Drogerie)
Wasser zum Glattrühren

Die Hefe in eine kleine Schale bröckeln, den Honig daraufgeben und das Ganze verrühren, bis die Hefe völlig gelöst ist. Die Mandelkleie untermischen, nur soviel Wasser dazuträufeln, bis eine cremige, aber nicht zu flüssige Masse entsteht. Die Masse auf das gereinigte Gesicht verteilen, die Augen- und Mundpartie aussparen und die Haut mit sanft kreisenden Bewegungen massieren, bis sie leicht gerötet und erwärmt ist. Dann das Peeling mit genügend lauwarmem Wasser abwaschen, die Haut trockentupfen. Dann eine Gesichtslotion oder eine Nachtcreme zur Entspannung auftragen. Das Peeling wendet man am besten am Abend vor dem Schlafengehen an.

Mandelkleie-Quark-Peeling für trockene Haut
(für ca. 50 g)
1 EL Quark, 20 % F.i.Tr.
1 TL flüssiger Honig
1-2 EL Mandelkleie oder Haferkleie

Den Quark mit dem Honig verrühren und soviel Mandelkleie (oder Haferkleie) dazugeben, bis eine Paste entsteht. Diese auf das gereinigte Gesicht auftragen, Augen- und Mundpartie aussparen. Die Haut mit kreisenden Bewegungen massieren, bis sie warm und leicht gerötet ist. Dann die Masse mit lauwarmem Wasser gründlich abspülen.

Honigmasken

Masken sind cremige Massen, die man auf das Gesicht aufträgt und im Liegen einwirken läßt. Je nach Zusammensetzung werden die Massen nach einiger Zeit etwas trocken und bröckelig. Man wäscht sie sorgfältig mit Wasser ab. Masken dienen zur Erfrischung abgespannter und müder Haut. Es wird im Gegensatz zum Peeling keine Erwärmung und Rötung der Haut herbeigeführt, im Vordergrund steht die Entspannung und die Erfrischung. Ein Maske kann man deshalb immer dann anwenden, wenn man sich anschließend schminken will und bei besonderen Anlässen erfrischt wirken möchte.

Quark-Honig-Maske

(für 100 g)
80 g trockener Magerquark
1 EL Honig
einige Tropfen Zitronensaft

Die Zutaten gut verühren, aber nur soviel Zitronensaft hinzugeben, daß eine cremige Masse entsteht. Die Masse auf das Gesicht und den Hals auftragen, im Liegen 15 Minuten antrocknen lassen, dann abwaschen.

Petersilienmaske

(für 75 g)
$^1/_2$ Bund glatte Petersilie
1 EL Honig
2 EL trockener Magerquark

Die Petersilie waschen, trockentupfen, Stiele und Blätter sehr fein wiegen oder pürieren, das Ganze zusammen mit dem Honig unter den Quark mischen. Die grüne Paste auf Gesicht, Hals und Dekolleté verteilen, im Liegen 20 Minuten einwirken lassen. Dann sorgfältig abspülen.

Honig gegen rauhe, rissige Haut

Rauhe Fersen, Hornhautstellen und rauhe Ellbogen werden nach dem Duschen mit Honig bestrichen. Darauf legt man einen warmen Umschlag und läßt das Ganze so lange einwirken, bis der Umschlag abgekühlt ist. Dann die Stellen nochmals lauwarm waschen und mit einer fettreichen Creme oder Lotion eincremen.

Honig als Glanzspülung für das Haar

Mattes Haar bekommt mit einer Honig-Ei-Spülung neuen Glanz.

Honig-Ei-Spülung

(für 75 g)
1 frisches Eigelb
1 EL Honig
40 ml warmes Wasser

Das Eigelb mit dem Honig cremig rühren, dann das Wasser untermischen, das Ganze in ein Fläschchen füllen und gut durchschütteln. Nach dem Haarewaschen in das Haar einmassieren, kurz einwirken lassen, dann gründlich ausspülen.

Literatur- und Quellenverzeichnis

CMA, Bonn: *Eine Warenkunde rund um den Echten Deutschen Honig,* 1994

Landesverband Schleswig-Holsteinischer und Hamburger Imker e. V. (Hrsg.), Frank, Renate: *Die Bedeutung des Honigs in der Ernährung*

Langnese Honig:
Als die Biene Haustier wurde,
Ceres-Verlag, Bielefeld

Knoller, R.:
Heilen mit Honig,
Falken-Taschenbuch-Verlag
Niedernhausen, 1995

Rock, G.:
Die gesunde Honig-Küche,
FFO Buch-und Musikclub, Frankfurt 1990

Welzl, E.:
Biochemie der Ernährung, 1985

Souci-Fachmann-Kraut:
Der kleine Souci-Fachmann-Kraut,
Wissenschaftliche Verlagsgesellschaft,
Stuttgart 1991

Pütz, J. und Niklas, Ch.:
Hobbythek, Die 5-Minuten-Kosmetik,
vgs-Verlag, Köln 1990

Münzing-Ruef, I:
So heilt die Natur,
Heyne-Verlag, München 1983

Pukownik, P.:
Hl. Hildegard, Migräne und Kopfschmerz ganzheitlich behandeln,
Pattloch-Verlag, Augsburg 1997

Kontaktadresse:
Deutscher Imkerbund e. V., Postfach,
53343 Wachtberg

Register

Abmagerung 37, 38
Acetylcholin 13, 16, 17
Akazienhonig 19
Aminosäuren 14
Ammenbienen 8, 9
Appetitlosigkeit 37
Arbeiterbienen 8, 9
Aromastoffe 16
Ätherische Öle 13, 16, 35

Ballaststoffe 28
Beruhigung 40
Bienengift 42
Bienenhaltung 5
Bienenkorbtypen 6
Bienenstock 6, 8, 9, 10
Bienenvolk 7, 9
Bienenzucht 4, 5
Blutdrucksenkung 40
Blütenhonig 12, 14, 19
Brandsalbe 41
Brandverletzungen 41
Brutpflege 9
Buchweizenhonig 19

Darmregulierung 35
Diabetiker 29
Drohnen 8, 9
Durchfall 36

Edelkastanienhonig 19
Eiweiß 13, 14, 28
Entkräftung 37, 38
Enzyme 13, 16
Erkältung 34, 35
Erkältungstee 34
Erschöpfung 31, 39
Eukalyptushonig 20

Fichtenhonig 19

Geleé royale 7
Gesichtswasser 44

Heidehonig 19
Herzbeschwerden 39
Herztee 40
Hexite 14
Honigbäder 43
Honiggewinnung 4
Honigmasken 45
Honigmilch 33
Honigsorten 22
Honigtau 10, 11
Honigtauhonig 11, 12, 14, 19
Honigverordnung 4

Imker 6, 7, 22
Imkerei 5
Inhaltsstoffe 12, 18
Inhibine 12, 13

Kalorienträger 30
Karies 29, 30
Kleehonig 19
Königin 7, 8, 9
Kopfschmerzen 39
Kreislaufschock 41
Kunsthonig 18

Lavendelhonig 20
Leistungskurve 26
Lindenhonig 19
Löwenzahnhonig 19

Magersucht 38
Migräne 39
Mineralstoffe 15, 17, 28
Mischhonig 12
Muskelkrämpfe 37

Nährstoffe 17
Nektar 9, 10, 12
Nervennahrung 32

Obstblütenhonig 19
Orangenhonig 20
Organische Säuren 13, 16

Peelings 44
Pollen 10, 16
Preßhonig 18
Prüfverfahren 21

Raps-Klee-Honig 20
Rapshonig 19
Rheuma 42
Robinienhonig 19
Rosmarinhonig 20

Salicylsäure 13, 16, 17
Scheibenhonig 18
Schlaf- und
Beruhigungstee 33
Schlaflosigkeit 33
Schleuderhonig 18
Schürfwunden 41
Seimhonig 18
Sommerblütenhonig 19
Sonnenblumenhonig 19
Sonnenbrand 40
Sortenhonig 19
Stampfhonig 18
Streß 32

Tannenhonig 19
Teemischungen 32
Tropfhonig 18

Verbrennungen 40, 41
Verbrühungen 41
Vitamine 13, 15, 17, 28
Vollwertkost 29

Waben 10
Wabenbau 7, 9
Wabenhonig 18
Wadenkrämpfe 37
Waldhonig 19
Weisel 7

Zeidler 5, 6
Zuckerverbindungen 12

In der Reihe »Mutter Natur« sind im Urania Verlag ferner erschienen:
Sanfte Behandlung und Pflege mit Teebaumöl (Nr. 623-1)
Natürlich gesund und aktiv mit Apfelessig (Nr. 618-5)
Mehr Power durch Nachtkerzenöl (Nr. 621-5)
Lebenskraft tanken mit Weißdorn (Nr. 617-7)
Frisch und munter durch Obst-Enzyme (Nr. 622-3)
Natürlich fit und vital mit Ginseng (Nr. 619-3)
Vorbeugen und heilen mit der Kraft des Ginkgo (Nr. 616-9)
Heilen und Pflegen mit den Wirkstoffen des Grapefruitkerns (Nr. 625-8)
Natürlich stark und gesund durch Knoblauch (Nr. 620-7)

Die Deutsche Bibliothek – CIP-Einheitsaufnahme

Carlsson, Sonja:
Natürlich heilen und gesund bleiben mit Honig: Die Wirkung dieses Heilmittels für Gesundheit, Vitalität und Körperpflege/
Sonja Carlsson. – Orig.-Ausg. –
Berlin: Urania, 1998
ISBN 3-332-00662-2

Umschlaggestaltung:
Rex Verlagsproduktion, München
Titelbild:
Hans Pfletschinger/Angermayer, Johanniskirchen
Lektorat: **Dr. Reitter & Partner Verlag GmbH, 85591 Vaterstetten**
Satz: **Dr. Reitter & Partner Verlag GmbH, 85591 Vaterstetten**
Druck: **Westermann Druck, Zwickau**
Printed in Germany

Gesund, vital und aktiv mit Kürbiskernöl (Nr. 663-0)
Natürlich heilen und gesund bleiben mit Weizengras (Nr. 664-9)
Gesundheit und straffes Gewebe durch Silicium (Nr. 665-7)
Gesund und schön mit Schwarzkümmel (Nr. 660-6)
Mehr Lebensfreude mit Johanniskraut (Nr. 661-4)

Gedruckt auf alterungsbeständigem Papier mit chlorfrei gebleichtem Zellstoff

Originalausgabe
ISBN 3-332-00662-2